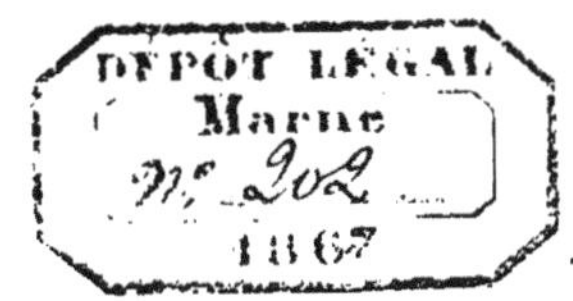

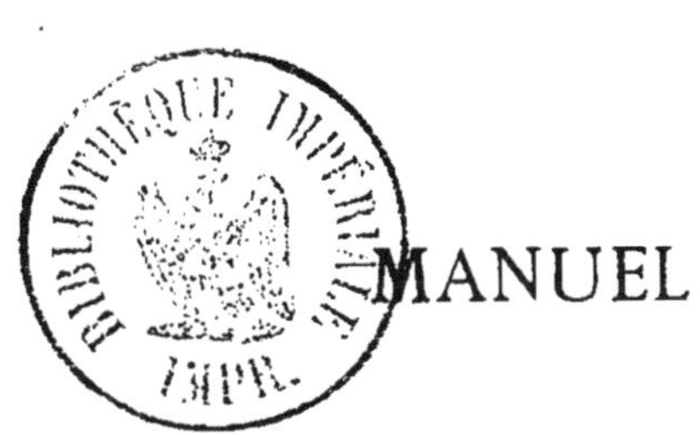

MANUEL

DES MALADIES

MANUEL

DES

MALADIES

OUVRAGE VÉTÉRINAIRE

D'UNE GRANDE UTILITÉ AUX CULTIVATEURS, BERGERS
ET MARÉCHAUX

PAR SIMON-AUBRY

D'ORBAIS-L'ABBAYE (MARNE)

————————×——————————

ÉPERNAY

IMPRIMERIE NOEL-BOUCART, RUE DES FUSILIERS, 32

1867

AVANT-PROPOS

Je dirai d'abord que, dans les lignes suivantes, je n'ai voulu atteindre aucun des vétérinaires qui m'environnent : j'exprime mon opinion sur une situation générale, et rien de plus.

On désigne sous le nom de médecine vétérinaire, la science qui s'occupe de l'entretien des animaux domestiques et du traitement des maladies qu'ils peuvent contracter. Les hommes chargés de cette profession ont reçu le nom de médecins-vétérinaires.

Comme dans toutes les positions, un propriétaire peut avoir affaire à un homme consciencieux ou à un malhonnête homme. Le premier marche droit, sans feinte, sans détour ; il observe minutieusement son malade, et le traite de manière à arriver le plus promptement possible à un bon résultat. L'autre, au contraire, ne voit que l'argent : il vit au détriment de ses clients et quelquefois de ses confrères ; car il est doux et patelin ; son langage est insinuant ; il parle de tout, il connaît tout ; il emploie mille artifices pour arriver à son but ; sa conscience est des plus élastiques ; il multiplie abusivement ses visites, fait trois ou quatre voyages là où un seul aurait suffi, — prodigue toujours les médicaments d'une faible valeur qu'il fait payer au poids de l'or ; enfin, il peut encore trafiquer d'une manière indigne dans la vente ou l'échange des animaux, en recevant, tout à la fois de la main du vendeur et de celle de l'acquéreur, un argent mal acquis.

Pour éviter la plupart de ces inconvénients, je vous conseille, mon cher lecteur, de régler autant que possible tous les ans avec vos fournisseurs ; si vous ne les payez pas, vous savez au moins où vous en êtes avec eux, car j'admettrai difficilement qu'un vétérinaire, pas plus qu'un marchand, puisse attendre ses clients huit ou dix ans et prospérer dans ses affaires, s'il n'exagère un peu ses notes. — Mais comment, direz-vous, pourrait-il y parvenir ? — Hé, mon Dieu ! il y a cent petits moyens. Ainsi, au bout de longues années, tout s'oublie ; les voyages peuvent être comptés un peu plus cher qu'à l'ordinaire, et si votre vétérinaire a une paire de lunettes mal attachées, ou dont les verres grossissent fort les lignes, il peut voir deux voyages au lieu d'un, les visites peuvent devenir des voyages ; les petites opérations, de grandes et difficiles opérations ; les paquets de 5o grammes, grandir jusqu'à 5oo grammes, et les fioles, prendre la proportion des bouteilles ; et votre mémoire sera doublé ! Il est facile, de cette manière, c'est même une opération très-lucrative, de vous attendre des années. Je vous conseille également d'avoir un petit registre sur lequel vous inscrirez jour par jour toutes vos affaires ; vous pourrez ainsi apprécier approximativement si les mémoires de vos fournisseurs sont exacts ou exagérés ; vous avez du reste le droit de faire produire le livre-journal à l'appui de tout mémoire, même celui du vétérinaire, qui est le même que celui de tout patenté : il doit énoncer exactement *jour par jour*, les voyages, visites, opérations, les noms spéciaux et les quantités de médicaments employés ; car un mémoire sur lequel serait écrit : « livré un purgatif, un diurétique, » serait assurément désapprouvé par un tribunal, et pourrait, jusqu'à un certain point, être frappé d'une grande réduction dans les prix.

Je conseille encore à tous les cultivateurs, bergers et maréchaux, d'apprendre à saigner et à passer un séton aux différents animaux domestiques, d'avoir toujours à leur disposition du vésicatoire, de l'éther, de l'ammoniaque liquide et du sulfate de soude ; ils pourront agir avec efficacité dans un cas pressant, donner les premiers secours et se mettre en situation d'attendre l'arrivée du vétérinaire.

MANUEL

DES MALADIES

ABCÈS

On désigne sous le nom d'abcès, une agglomération plus ou moins grande de pus qui se forme dans une partie quelconque du corps ; les abcès ont été divisés en chauds et en froids. Ils sont chauds, lorsque la cause qui les détermine est violente et amène promptement une inflammation ; ils sont froids, au contraire, lorsque la cause est lente, et l'inflammation peu intense.

CAUSES. — Les causes qui déterminent les abcès chauds sont les suivantes : les coups, les chutes que font les animaux sur des corps durs et aigus, tout ce qui peut amener une vive inflammation et la formation de pus. Pour les abcès froids, ce sont les pincements, les frottements réitérés des colliers, des sellettes, de la sous-ventrière, ou de tout autre harnais agissant dans le même sens.

SYMPTOMES DES ABCÈS CHAUDS. — Ils varient suivant l'endroit affecté ; mais voici ceux qui sont communs à tous les abcès chauds : il y a fièvre au début, quelquefois l'appétit est un peu diminué, puis enfin apparaît un gonflement plus ou moins considérable, chaud, douloureux à la pression ; c'est là que doit se former le foyer purulent ; d'autres fois, on remarque dans les parties situées au-dessous de l'endroit ou existe l'abcès, une tumeur, molle d'abord, qui finit par durcir quelques jours après ; c'est de l'eau rousse qui s'est séparée de la partie enflammée, et qui a couru entre cuir et chair ; plus tard enfin, le gonflement augmente, la chaleur et la douleur deviennent plus grandes ; les poils tombent au centre de la tumeur ; la peau prend une teinte blanchâtre ou bleuâtre, et le doigt sent, à la pression, la présence d'un liquide contenu dans une poche ; l'abcès est alors dit mûr, et doit être ouvert à l'aide d'un bistouri pointu ; mais il arrive assez souvent qu'un abcès se forme dans les parties profondes et devient, par cela même, très-difficile à reconnaître ; ce n'est que par tâtonnement qu'on y arrive.

Symptomes des abcès froids. — Les abcès froids sont beaucoup plus lents à se former : c'est d'abord une petite tumeur qui grossit avec la continuité du frottement qui l'a fait naître (frottement au poitrail et au coude) ; plus tard, cette tumeur augmente de volume, de manière à laisser sentir sous la peau, une boule dure, peu douloureuse, et sans chaleur ; d'autres fois au contraire, c'est une masse de pus contenue dans une poche molle, n'ayant, comme la précédente, que peu de chaleur et de douleur.

Traitement des abcès chauds. — Mettre un cataplasme de farine de lin, ou de mie de pain, s'il est possible, ou bien onctionner l'engorgement avec du populéum. Si l'abcès est lent à mûrir, on applique un large vésicatoire sur la tumeur ; au bout de quelques jours, on ouvre avec le bistouri droit, puis on fait des injections tous les matins avec un mélange composé d'une partie de teinture d'aloès et de quatre de gros vin.

TRAITEMENT DES FROIDS. — Si c'est une tumeur dure, on plonge une pointe de fer rouge jusqu'au centre, et l'abcès disparaît petit à petit au bout de trois à six semaines ; quand c'est une poche molle, on l'ouvre, puis on fait, comme plus haut, des injections de vin et de teinture d'aloès tous les jours.

ACROBUSTITE

OU MAL DU FOURREAU

Cette affection, rare chez le cheval, attaque particulièrement le mouton et le chien ; c'est l'inflammation de la peau située dans l'intérieur du fourreau.

CAUSES. — La malpropreté des fumiers sur lesquels reposent les animaux, l'introduction de corps étrangers dans le fourreau, ou bien enfin le séjour prolongé de la matière sebacée (cambouis) dans le même endroit, sont les causes de cette affection.

SYMPTOMES. — Le fourreau est rouge, douloureux, gonflé, souvent ulcéré chez le chien et le mouton ; chez le cheval il s'infiltre (eau rouse). De son extrémité, sort une matière plus ou moins abondante, sale, d'un jaune verdâtre.

TRAITEMENT. — Il faut donner aux animaux une bonne litière ; puis laver souvent les parties malades avec de l'eau de son ou de guimauve, et cautériser ensuite l'ulcère avec la pierre infernale. Les soins de propreté suffisent pour guérir le cheval.

ANASARQUE

OU CHARBON BLANC. — MAL DE TÊTE DE CONTAGION. —
MORVE GANGRÉNEUSE

On désigne sous ce nom une affection particulière au cheval, caractérisée par une accumulation d'eau rousse sous la peau.

CAUSES. — Les causes qui provoquent cette affection redoutable sont l'exposition d'un animal en sueur à un air froid ou humide capable d'arrêter instantanément la transpiration cutanée.

SYMPTOMES. — Les symptômes de cette maladie sont faciles à reconnaître : il se déclare au plat des cuisses, sous le ventre, aux avant-bras, de petites grosseurs qui augmentent avec une rapidité effrayante ; le plus souvent quelques heures après, la tête se gonfle aussi ; enfin, les grosseurs, éloignées d'abord, se réunissent entre elles, et bientôt le cheval, enveloppé par cette eau déposée dans le tissu cellulaire sous-cutané, se trouve complètement déformé ; les jambes sont énormes, le dessous du ventre considérablement enflé ; les lèvres tellement tuméfiées que l'animal ne peut plus prendre sa nourriture, ni même respirer. A ce moment, si l'on examine avec un peu d'attention l'œil et l'intérieur des narines, on remarque sur la muqueuse de ces organes de petites taches rouges comme du sang épanché.

TRAITEMENT. — On fait une petite saignée de 3 kilog. dès le début, ensuite on met un large sinapisme sous le ventre, et l'y maintient pendant sept à huit heures ; vous collez également sur toutes les parties des membres, de la farine de moutarde préparée comme pour un cataplasme ; huit heures après, vous retirez le tout, vous donnez quelques coups de flamme dans l'engorgement des membres, et vous faites une vingtaine de ponctions sous le ventre à l'aide d'un cautère ayant la forme d'un pain de sucre (il est urgent de bien faire chauffer le cautère avant de l'employer). Frictionner pendant dix minutes le nez et les lèvres avec un petit linge imbibé de teinture de cantharide ; faire boire huit à dix bouteilles de vin par jour ; dans l'une d'elles, mettre 30 grammes de sel de nitre ou un décilitre de vinaigre scillitique. Couvrir l'animal, le promener un peu au soleil, lui donner une demi-ration de grain cuit et de farine d'orge, sont les moyens les plus efficaces pour rétablir le malade.

Nota. — Chez les agneaux qui viennent d'être tondus, et qui sont exposés aux mêmes causes, il paraît qu'il survient la même maladie ; seulement il arrive, dit-on, une hémorrhagie considérable.

AGE DU CHEVAL

(de 40 à 44 dents.)

PREMIÈRE PÉRIODE

Éruption des pinces de lait de 6 à 10 jours.
Éruption des mitoyennes du 30e au 40e jour.
Éruption des coins de 4 à 10 mois.

DEUXIÈME PÉRIODE

Par suite du frottement, ces dents-là se rasent l'une après l'autre.
Le rasement des pinces a lieu de 6 à 10 mois.

Le rasement des mitoyennes de 10 mois à 1 an.
Le rasement des coins de 1 an à 2 ans.

TROISIÈME PÉRIODE.

A ce moment, les pinces tombent de 2 ans et demi à 3 ans.

Les mitoyennes de 3 ans et demi à 4 ans.

Les coins de 4 ans et demi à 5 ans.

QUATRIÈME PÉRIODE.

Comme pour la 2e période, par suite du frottement, les dents se rasent l'une après l'autre.

Les pinces s'usent de 5 à 6 ans.

Les mitoyennes de 6 à 7 ans.

Les coins, avec échancrure aux coins supérieurs, de 7 à 8 ans.

CINQUIÈME PÉRIODE.

Le petit point noir, désigné sous le nom de cul-de-sac, cornet dentaire, que l'on remarque dans le milieu des dents, disparaît aussi au fur et à mesure que l'animal avance en âge, et les dents prennent une forme arrondie.

Arrondissement des pinces à 9 ans.

Arrondissement des mitoyennes à 10 ans.

Arrondissement des coins à 11 ans.

A 12 ans, rondeur de toutes les incisives.

A la forme arrondie succède la triangulaire.

Triangularité des pinces de 13 à 14 ans.

Des mitoyennes à 15 ans.

Dés coins à 16 ans.

Triangularité générale des incisives à 17 ans.

Les pinces deviennent ovalaires à 18 ans.

Les mitoyennes à 19 ans.

Les coins à 20 ans.

A partir de ce moment, aucun signe ne fait plus reconnaitre l'âge du cheval.

AGE DU BŒUF

(il a 36 dents.)

La race, et la nourriture que l'on donne au bœuf, à la vache et au mouton, peuvent avancer ou retarder l'indication exacte de l'âge.

Éruption des incisives de lait du 1er au 20e jour.

Mise au rond de 20 jours à six mois.

Rasement des pinces de 6 à 7 mois.

Des premières mitoyennes de 11 à 12 mois.

Des deuxièmes mitoyennes de 12 à 15 mois.

Des coins de 16 à 17 mois.

Éruption des pinces de remplacement à 20 mois.

Des premières mitoyennes de 2 ans et demi à 3 ans.

Des deuxièmes mitoyennes de 3 ans et demi à 4 ans.

Des coins de 4 ans et demi à 5 ans.

Rasement des pinces à 6 ans.

Des premières mitoyennes de 6 à 7 ans.

Des deuxièmes mitoyennes de 7 à 8 ans.

Des coins de 8 à 9 ans.

Rasement complet à 10 ans.

Apparition carrée de l'étoile dentaire dans les pinces de 10 à 11 ans.

Des mitoyennes et des coins de 11 à 12 ans.

Apparition ronde de l'étoile dentaire dans les pinces de 12 à 14 ans.

Des mitoyennes et des coins de 14 à 15 ans.

AGE DU BŒUF

DONNÉ PAR LES CORNES

Le premier et le deuxième cercle que l'on trouve en descendant de la pointe des cornes vers la base, étant très-peu marqués, on compte ordinairement trois ans pour le premier cercle que l'on rencontre, et une année pour chacun des suivants.

AGE DU MOUTON

(il a 52 dents.)

PREMIÈRE PÉRIODE

Éruption des incisives de lait de 1 à 25 jours.
Mise au rond de 2 à 3 mois.

DEUXIÈME PÉRIODE

Rasement des pinces de 3 à 6 mois.
des premières mitoyennes de 6 à 9 mois.
des deuxièmes mitoyennes de 9 à 12 mois.
des coins de 12 à 15 mois.

TROISIÈME PÉRIODE

Éruption des pinces de remplacement de 20 à 26 mois.
des premières mitoyennes de 3 à 3 ans et demi.
des deuxièmes mitoyennes de 4 à 4 ans et demi.
des coins de 5 à 6 ans.

QUATRIÈME PÉRIODE

Rasement des pinces de 6 à 7 ans.
des premières mitoyennes de 7 à 8 ans.
des deuxièmes mitoyennes de 8 à 9 ans.
des coins de 9 à 10 ans.

AGE DU CHIEN

(il a 42 dents.)

Eruption des incisives et des crocs de lait de 1 à 3 mois.

Eruption des pinces et des mitoyennes de remplacement de 2 à 4 mois.

Eruption des coins de 5 à 8 mois.

A 9 mois, la gueule est dite faite.

Usure des pinces inférieures de 1 an à 15 mois.

Usure des mitoyennes de 18 mois à 2 ans.

Usure des pinces supérieures de 2 ans et demi à 3 ans.

Teinte jaune des dents de 3 à 4 ans.

Usure des mitoyennes supérieures avec couleur jaune de 4 à 5 ans.

Après ceci, la teinte noire des incisives ne peut donner qu'approximativement l'âge du chien.

ANÉMIE, SANG PAUVRE

On désigne sous ce nom une affection caractérisée par la diminution des principes constituants du sang. Cette maladie peut attaquer tous les animaux.

Causes. — Les principales causes qui la déterminent sont les suivantes : les pertes de sang, quelles qu'en soient les causes ; un travail long et forcé ; la nourriture donnée en trop petite quantité ; l'usage de fourrages moisis, poudreux ou de mauvaise qualité ; et le séjour dans des écuries froides, humides et peu aérées. Cependant je dois dire ici qu'il existe une variété d'anémie qui règne souvent dans les écuries des grandes cultures à l'état épidémique, et dont les causes sont encore peu connues. Cette malheureuse maladie tue presque toujours les animaux attaqués.

Symptomes. — Au début, les symptômes sont quelquefois peu apparents, car l'animal mange et se montre presque aussi gai qu'à l'ordinaire ; mais au fur et à mesure que la maladie progresse, on remarque dans les habitudes de l'animal quelque chose d'anormal ; sa respiration est plus précipitée qu'à l'état de santé ; il sue au moindre travail ; les battements de cœur sont tumultueux ; les reins ont perdu leur souplesse ; plus tard, l'œil devient blanc ; les crins s'arrachent facilement ; les crottins sont secs et expulsés le plus souvent avec une petite plainte ; l'urine au contraire sort à chaque instant claire comme de l'eau ; si, à ce moment, on fait sortir le malade, on remarque dans le train de derrière un chancellement bien marqué ; plus tard enfin, les symptômes ci-dessus s'accentuent plus vivement ; l'animal maigrit ; le poil se pique ; le pouls devient vite, insensible, parfois les membres, le dessous du ventre, le fourreau s'enflent ; la tête est ballante, l'œil morne, quelquefois gonflé par la sérosité, et l'animal meurt malgré les soins les plus assidus.

Traitement. — Pour préserver les animaux de cette maladie, il faut supprimer les causes qui la déterminent ; leur donner une nourriture saine variée, composée de foin naturel et artificiel ; les loger dans une écurie bien aérée, et ne les soumettre qu'à un travail modéré. La maladie étant déclarée, il faut suivre le traitement suivant : si l'animal a de l'appétit, on lui donnera souvent, mais en petite quantité, du foin de première qualité, de l'avoine, de l'orge et du seigle mélangés avec un peu de sel de cuisine ; dans la journée, vous donnerez, matin et soir, à l'aide d'une palette de bois, gros comme un œuf de la préparation suivante :

Extrait de gentiane 100 grammes, de genièvre 200 grammes, carbonate de fer 150 grammes, poudre d'aunée 500 grammes, miel ou mélasse un kilogramme. Les boissons seront ferrugineuses au thé de foin ou vineuses. Un bon pansement à la main, une petite promenade au soleil, sont les seuls moyens de succès. Si l'animal ne veut pas manger, il faut lui faire prendre par jour, 4 à 6 litres d'une bouillie claire de farine cuite avec du lait, ou du bouillon de viande et du vin.

ANESTHÉSIE

C'est l'état dans lequel se trouvent les organes privés plus ou moins complètement de la sensibilité ; on peut provoquer l'anesthésie par le chloroforme ou l'éther.

ANGINE

ESQUINANCIE, OU MAL DE GORGE.

Sous ce nom, nous désignons l'inflammation de la muqueuse, de l'arrière-bouche et du larynx ; elle peut attaquer tous les animaux : elle se présente à l'état aigu et sur-aigu.

Causes. — Les causes qui la déterminent sont assez nombreuses : les froids, les pluies, les arrêts de transpiration, les variations brusques de l'atmosphère, les liquides et les gaz irritants, sont autant de causes qui peuvent provoquer l'esquinancie. Il en est une autre que tout le monde connaît et qui est due au déplacement des animaux ; en effet, sur dix chevaux amenés d'un pays et vendus dans un autre, huit sont atteints ensuite de cette maladie.

Angine aiguë.

Symptomes. — L'appétit est moins grand, la déglutition difficile ; l'animal est plus triste qu'à l'ordinaire ; il y a une petite toux sèche et quinteuse au début ; la région de la gorge est sensible au toucher ; un jetage clair d'abord, devient épais et purulent au bout de quelques jours ; les ganglions sont gonflés ; la toux devient grasse et l'animal entre en convalescence. Mais l'angine ne marche pas toujours aussi régulièrement : quelquefois les symptômes ci-dessus sont plus prononcés ; la respiration devient difficile, ronflante ; les naseaux sont ouverts ; les membres de devant écartés, l'encolure allongée, et l'animal respire de temps à autre imparfaitement par la bouche. A ce moment, si l'on n'apporte pas un prompt secours au malade, il succombe asphyxié.

Angine sur-aiguë.

Les symptômes sont les mêmes que ceux de l'angine ; seulement, en quatre ou six heures, l'animal peut être emporté par l'asphyxie, tant la marche de cette maladie est rapide. L'angine croupale est très-rare chez le cheval ; elle se présente sous les symptômes d'une angine sur-aiguë, avec développement de fausses membranes. Chez le bœuf et le mouton, l'angine est beaucoup plus rare que chez les solipèdes : cependant on reconnait une angine aiguë, une croupale et une gangréneuse. Les symptômes de ces maladies étant à peu près les mêmes que chez le cheval, nous renvoyons aux symptômes de ce dernier. Cependant je dois dire ici que la toux et le jetage, remarqués sur les moutons qui sont au parc, ne sont rien autre chose que les symptômes d'une angine compliquée d'une rhinite, et souvent d'une bronchite (voir ces mots).

Chien. — On remarque aussi cette affection sur le chien, principalement sur les chiens de race.

CAUSES. — Les causes sont les mêmes que celles dont nous avons parlé plus haut.

SYMPTOMES. — Toux petite et quinteuse, vomissement de glaires ou de bile, appétit presque nul, gaîté perdue, jetage obstruant les ouvertures du nez ; le fond de la gorge est rouge, la déglutition est difficile.

Porc. — Le porc peut être atteint de deux angines : l'aiguë et la couenneuse ou diphthérique ; mêmes causes.

SYMPTOMES DE L'ANGINE AIGUE. — Tristesse, appétit nul, toux rauque, grognement enroué, œil rouge ; l'animal est souvent constipé ; plus tard le mal fait des progrès, les symptômes sont plus apparents , une tuméfaction douloureuse au toucher se déclare autour de la gorge, et se termine assez promptement par la gangrène, si on ne peut y porter remède ; dans ce malheureux cas, l'animal jette par le nez et par la bouche une matière sanguinolente très-fétide, et meurt dans une prostration complète.

Angine couenneuse.

Les symptômes sont les mêmes que ceux de l'angine grave ; seulement, en ouvrant la gueule du porc, on remarque de plus, vers le fond, et sur le voile du palais, des plaques grises, plombées ou jaunâtres, qui se propagent aux organes environnants avec une rapidité effrayante ; l'obstruction commence autour de la gorge et la terminaison arrive par asphyxie.

Angine gangréneuse

CHEZ LE CHEVAL ET LE BOEUF

Cette affection, qui règne quelquefois à l'état épizootique, a une marche rapide, une fin presque toujours malheureuse.

CAUSES. — L'insalubrité des écuries, les boissons infectes, les mauvais aliments, les grandes pluies succédant à de grandes chaleurs, sont ordinairement les causes reconnues de l'angine gangréneuse.

SYMPTOMES. — Tristesse, appétit nul, forces épuisées, yeux larmoyants, petite toux sèche, lait jaune et plus épais qu'à l'ordinaire, bave écumeuse, fond de la gorge et du nez rouge, enflammé, respiration difficile et plaintive, jetage sanguinolent et fétide, coliques auxquelles succède une diarrhée infecte, mort du quatrième au cinquième jour.

TRAITEMENT DE L'ANGINE AIGUE. — Éloigner le malade des animaux sains, couvrir l'animal, lui donner une bonne écurie et le bien liter avec de la paille fraîche, mettre sous sa gorge une peau d'agneau ; diète pendant quelques jours, après quoi on donne des carottes et du grain cuit ; boissons tièdes et blanchies avec de la farine d'orge, fumigations de dix minutes à l'eau de son. S'il se forme des abcès aux parotides ou sous la ganache, il faut hâter la formation du pus, en y appliquant de l'onguent vésicatoire ; une fois mûrs, les ouvrir et les panser à la teinture d'aloës. Si l'angine est plus sérieuse, que la respiration soit ronflante, il faut supprimer les fumigations, faire une saignée de 3 kilog. pour le cheval et 4 pour le bœuf, qu'on renouvelle de 3 à 4 heures après ; appliquer un vésicatoire ou un sinapisme sous la gorge, et gargariser la bouche du malade avec du miel et un peu de vinaigre ; si enfin l'asphyxie est imminente, il faut pratiquer la trachéotomie, opération qui ne peut être faite que par un homme de l'art.

TRAITEMENT DE L'ANGINE CROUPALE. — Faire une saignée de 6 à 10 kilog., cautériser l'intérieur de la gorge avec un petit bâton au bout duquel il y a une petite marotte que vous trempez·dans 5 grammes d'acide chlorhydrique mélangé avec 100 grammes de miel liquide. Malgré ce traitement, le malade succombe encore très-souvent.

Pour le mouton. —Fumigations émollientes, gargarismes acidulés avec vinaigre, une partie sur 10 d'eau, saignée. Si la maladie fait des progrès, il vaut mieux tuer l'animal que tenter de le guérir, la viande étant bonne.

Pour le porc. — Saignée aux oreilles et à la queue, cataplasmes chauds autour du cou, toit chaud et bien aéré ; ces soins suffisent souvent pour guérir l'angine simple ; si elle devient couenneuse, il faut, en plus de ces soins, cautériser avec le mélange d'acide chlorhydrique et de miel, comme dans l'angine croupale.

Pour le chien. — Saignée, suivant la grosseur de l'animal, de 25 à 125 grammes, fumigations émollientes, bonne litière ; si la toux est quinteuse et persistante, lui faire boire une cuillerée à café de sirop de belladone, puis lui passer un séton sur le cou.

APHTHES

STOMATITE SIMPLE

On désigne sous ce nom, l'inflammation de la muqueuse qui tapisse l'intérieur de la bouche ; elle peut attaquer tous les animaux.

Causes. — Les causes qui la déterminent sont les suivantes : nourriture trop forte ou composée de plantes âcres et irritantes, plaies de la bouche, et usage d'eau trop chaude. Cette maladie dure de quatre à cinq jours.

Symptomes. — La bouche est chaude, la muqueuse rouge et gonflée, ainsi que le voile du palais ; il sort un liquide abondant et filant de cette cavité.

Traitement. — La maladie est si peu grave, qu'elle cède en gargarisant la bouche deux ou trois fois par jour avec de l'eau de guimauve, ou de l'eau vinaigrée ; saignée au palais.

STOMATITE APHTHEUSE (MUGUET)

Cette affection n'attaque le plus ordinairement que les veaux, les agneaux et les porcs ; elle est plus sérieuse que l'autre. Les causes qui la déterminent sont peu connues.

Symptomes. — Elle est caractérisée par une inflammation de la muqueuse de la bouche d'abord ; puis on remarque sur la langue, les lèvres, le voile du palais, de petites vésicules blanchâtres ; il y a rougeur, gonflement de la muqueuse et salivation abondante ; jetage blanchâtre par le nez ; quelquefois même la maladie se complique d'une inflammation des intestins, toujours très-sérieuse. Les agneaux et les veaux, en buvant, peuvent aussi communiquer le mal aux mamelles de la mère.

Traitement. — Il faut laver la partie malade avec de l'eau de guimauve d'abord ; prendre ensuite de l'eau vinaigrée, ou un mélange de 25 grammes acide chlorhydrique, 250 grammes miel, et 100 grammes eau ; se munir d'un petit pinceau et gargariser deux fois par jour les parties malades avec ce liquide ; si les petits sujets ne veulent pas prendre la mamelle, il faut les faire boire au biberon. Les animaux qui sont déjà assez forts seront nourris avec de bonnes provendes et des carottes cuites ; si enfin tout un troupeau est atteint, il est bon de le conduire aux champs dans un endroit où il y a de l'herbe verte.

ARTHRITE AIGUE

OU MALADIE DES ARTICULATIONS

On désigne sous ce nom l'inflammation des articulations ; elle attaque de préférence le jarret et le genou.

Causes. — Les causes qui déterminent cette affection l'ont fait diviser en arthrite aiguë sans plaie, et arthrite traumatique, c'est-à-dire avec plaie. Dans le premier cas, les coups, les chutes, les écuries humides, les refroidissements, les courses prolongées, un long travail sans repos, un feu, ou un vésicatoire trop fort, sont autant de causes de l'arthrite aiguë. Dans le second cas, on reconnaît aussi pour causes les coups, les chutes, les projectiles, mais avec solution de continuité, c'est-à-dire que la peau étant déchirée ou coupée, l'articulation est mise à jour.

Symptomes. — L'animal est triste ; fièvre plus ou moins intense ; douleur et chaleur de la partie malade ; gonflement œdémateux de l'articulation, souvent de tout le membre ; flexion de cette même partie presque impossible ; hésitation de l'animal dans l'acte du coucher ou du lever ; quelquefois formation d'un abcès. Ces symptômes sont plus ou moins apparents, suivant la gravité de l'arthrite.

Traitement. — Il faut employer pendant deux ou trois jours des compresses d'eau froide sur la partie malade, et souvent les renouveler ; ensuite on emploie tous les matins la pommade camphrée, ou le populéum laudanisé ; si le mal paraît sérieux, on pratique une petite saignée de 3 kilog ; s'il se forme un abcès, on l'ouvre et on le panse à la teinture d'aloès ou de myrrhe ; enfin, s'il y a ouverture de l'articulation, on met un bon vésicatoire sur toute la partie malade, puis on introduit de l'onguent égyptiac deux fois par jour dans l'ouverture (procédé de M. Verrier, de Provins). Il ne faut pas oublier non plus d'administrer, matin et soir, de 25 à 125 grammes sulfate de soude, dans 1 à 10 décilitres d'eau, suivant l'animal et son âge.

ARTHRITE DES JEUNES ANIMAUX

Il existe encore une autre espèce d'arthrite particulière aux jeunes animaux : veaux, poulains, agneaux ; elle se caractérise par les mêmes symptômes que plus haut ; seulement il n'est pas rare de voir le mal se porter aujourd'hui sur une articulation, disparaître en peu de temps, et attaquer une autre articulation quelques heures après.

TRAITEMENT. — Tous les jours, pommade camphrée, ou onguent de laurier sur la partie malade ; en plus administrer, suivant l'animal, de 15 à 150 grammes sulfate de soude en trois fois, matin, à midi et soir, dans 100 à 1,000 grammes d'eau, et recommencer le lendemain et les jours suivants.

ASCITE. — HYDROPISIE

Cette affection attaque plus particulièrement le chien et le mouton ; elle est caractérisée par le dépôt d'une quantité plus ou moins grande d'eau dans le ventre.

CAUSES. — Les causes sont les suivantes : habitations humides, les bains et les boissons froides, et les grands changements de temps.

SYMPTOMES. — Tristesse, pas d'appétit, soif ardente, constipation, ventre devenant de plus en plus gros.

TRAITEMENT. — Il est très-incertain dans le résultat ; cependant on peut administrer deux fois par jour 1 centilitre de vinaigre scillétique, ou 5 grammes sel de nitre dans 50 grammes vin blanc.

ASPHYXIE

On désigne sous ce nom la suppression de la respiration, et pour ainsi dire des mouvements du cœur. Les causes sont toutes celles qui peuvent mettre obstacle à la respiration.

Traitement. — Frictionner vigoureusement toutes les parties du corps ; introduire de l'air dans la bouche avec un soufflet ; lavements au tabac, saignée aussitôt que la respiration revient. Chez les nouveau-nés, il faut débarrasser la bouche des mucosités qui existent dans cet organe ; puis insuffler de l'air avec persistance dans l'appareil respiratoire, et imprimer une légère pression sur la poitrine. Par ces moyens, on a quelquefois rendu à la vie des hommes qui ne respiraient plus depuis plusieurs heures ; essayons sur les animaux.

APOPLEXIE. — CONGESTION. — COUP DE SANG

Cette affection pouvant attaquer tous les animaux, nous renvoyons aux organes frappés pour le traitement, mais d'une manière générale. Il faut faire de fortes saignées, des frictions à l'essence de térébenthine, et donner des lavements au tabac.

AVORTEMENT

L'avortement est l'expulsion du fœtus avant son complet développement ; il arrive malheureusement assez souvent que cette affection règne d'une manière épidémique.

CAUSES. — Les mauvaises nourritures, une écurie froide, humide, peu aérée, une trop petite quantité d'aliments ou une trop grande, les maladies aiguës (entérite, péritonite, fluxion de poitrine), les coups, les chutes, les pressions du ventre, les violents purgatifs, les coliques, les frayeurs, sont autant de causes pouvant déterminer l'avortement.

SYMPTOMES. — Tristesse, écoulement par la vulve de matières glaireuses sanguinolentes, quelquefois infectes, flaccidité du ventre et des mamelles.

TRAITEMENT. — Si les passages ne sont pas ouverts, il faut y injecter de l'eau tiède avec 5 grammes d'extrait de belladone, puis agir ensuite comme dans le cas de vélage.

AGGRAVÉE

OU FOURBURE DU CHIEN

On désigne sous ce nom la congestion des parties vasculaires des tubercules du pied des chiens.

CAUSES. — Cette affection très-commune reconnaît pour causes constantes les courses prolongées, sur un terrain chaud, sec ou pierreux.

SYMPTOMES. — Le chien boite, la patte est chaude,

sensible à la pression, les tubercules plantaires gonflés, douloureux, quelquefois même usés.

TRAITEMENT. — Petite saignée d'abord, puis mettre des cataplasmes émollients avec de la farine de graine de lin, pendant trois jours environ ; mettre ensuite matin et soir, sur la partie malade, du goudron saturné (10 grammes extrait de saturne pour 100 grammes goudron).

ALBUGO. — TACHES. — TAIES. — NUAGES
SUR L'ŒIL

L'albugo est une affection de l'œil, caractérisée par une altération blanchâtre des humeurs de la cornée. Les taches, les taies, les nuages, sont des variétés de cette affection. On trouve les causes dans les coups, les piqûres de l'œil.

TRAITEMENT. — Lotions émollientes ou astringentes (4 grammes sulfate de zinc dans 1 décilitre et demi d'eau). Cette affection attaque tous les animaux, même les poules.

BLEIME

Les meurtrissures qui arrivent à la sole du pied des solipèdes et des bêtes à cornes, reçoivent le nom de bleimes lorsqu'elles ont lieu aux talons, et celui de contusions, foulures, lorsqu'elles occupent un autre endroit de la face plantaire.

On distingue trois espèces de bleimes : la sèche, l'humide, et la suppurée.

CAUSES. — Les pieds plats, combles, mous ; ceux

à talons, hauts, secs, serrés ; les courses, le travail
sur un chemin mal pavé, la pression d'un fer usé
ou d'une pierre dans les talons, sont les causes ordinaires de la bleime.

Symptômes. — *Bleime sèche.* — Douleur, boiterie,
coloration rougeâtre ou noirâtre de la corne que
l'on enlève avec le boutoir ou la rainette.

Bleime humide. — Boiterie et douleur plus intenses, séparation de la corne des parties vivantes,
avec suintement de sérosité plus ou moins sanguinolente.

Bleime suppurée. — Boiterie très-intense : ici la
sérosité est remplacée par du pus.

Traitement. — Repos, amincir la corne jusqu'aux
parties vivantes, parer les talons à fond, puis placer
un fer à planche ; pour les deux dernières, on enlè-
vera les parties décollées, on pansera la plaie avec
chanvre et goudron, le tout sera maintenu par un
fer couvert.

BLESSURES

Les blessures sont divisées en trois classes principales : 1° les légères, 2° les graves, 3° les mor-
telles.

Lorsqu'une personne a blessé un animal, elle doit
au propriétaire des dommages-intérêts qui varient
suivant la gravité du mal et le temps que perd
l'animal (art. 1382 et suivants du Code civil). Si la
blessure a été faite par malveillance, indépendam-
ment des dommages-intérêts que doit le délinquant,
il peut encore être poursuivi devant les tribunaux,
conformément aux art. 453 et suivants du Code
pénal.

BOITERIE

On désigne sous le nom de boiterie, une irrégularité dans la locomotion.

On reconnaît trois boiteries en médecine :

1° L'animal feint, c'est la boiterie légère;

2° Il boite tout bas, c'est la boiterie très-apparente;

3° Il marche à trois jambes, c'est-à-dire que le pied malade porte peu ou pas sur le sol.

CAUSES. — Les causes de la boiterie sont toutes celles qui peuvent provoquer une maladie dans les pieds ou dans les jambes : javart, seime, bleime, clou-de-rue, fourbure, plaies, coups, blessures, rhumatisme, etc. (Voir la description de ces maladies.)

BOITERIE INTERMITTENTE

POUR CAUSE DE VIEUX MAL

La boiterie est continue ou intermittente; la dernière seule est rédhibitoire.

La boiterie intermittente est dite à chaud ou à froid. Elle est à chaud, lorsqu'en sortant de l'écurie, l'animal ne boite pas et que la claudication apparaît au bout d'un certain travail ; elle est dite à froid, au contraire, lorsque l'animal boite en sortant de l'écurie, et qu'elle cesse au bout d'un certain exercice. L'intermittence une fois reconnue, il faut savoir si elle provient d'un mal ancien : on y parvient en cherchant dans le membre affecté s'il n'y a pas de plaie ou de maladie aiguë qui puisse provoquer la claudication ; si on ne trouve rien, c'est que le mal est ancien et par conséquent rédhibitoire ; mais il faut surtout bien examiner le dedans du pied et le jarret avant de se prononcer.

BRONCHITE

OU RHUME DE POITRINE

L'inflammation de la muqueuse des petits tuyaux contenus dans la fressure a reçu le nom de bronchite ou rhume de poitrine.

Causes. — Les causes qui déterminent cette affection sont assez nombreuses : les boissons froides, les arrêts de transpiration ou sueurs rentrées, l'habitation dans des écuries chaudes, peu aérées, l'exposition pendant le travail à un courant d'air ou à des pluies froides, sont les principales ; la respiration des gaz irritants, de poussière dans les chemins ou sur les routes, peuvent encore donner lieu à cette affection ; d'autres fois, enfin, elle commence par un mal de gorge, et se communique à la fressure ; on dit alors que le mal est tombé sur la poitrine.

Symptomes. — Dès le début, les animaux sont un peu plus tristes qu'à l'ordinaire ; il y a une toux fréquente, une respiration plus précipitée qu'à l'état normal ; la muqueuse des yeux est rouge et le pouls bat plus vite que dans l'état de santé ; plus tard, la tristesse augmente, la toux devient grasse et un jetage de matières blanches sort par le nez ; si l'on porte l'oreille de chaque côté de la poitrine, on entend l'air entrer dans la fressure en faisant un bruit comme s'il traversait un liquide. Mais la maladie ne suit pas toujours cette marche-là ; elle se termine quelquefois par une fluxion de poitrine qu'on reconnaît à une respiration saccadée, à une toux pénible, à un jetage rouillé ; enfin, en oscultant la poitrine, on n'entend pas l'air entrer dans certains points des poumons. D'autres fois, enfin, elle se complique d'un mal de gorge, qu'on reconnaît facilement à la douleur qu'accuse l'animal lorsqu'on lui serre le gorgeron.

TRAITEMENT. — Si la maladie est simple, une demi-diète, une petite saignée jointe à quelques jours de repos, suffisent pour rétablir le malade ; mais si l'affection est plus grave, il faut une diète assez sévère ; l'animal sera tenu chaudement dans une bonne écurie, on lui mettra une couverture sur le dos, on lui pratiquera une saignée de deux ou trois kilogrammes, suivant la taille de l'animal. Le matin et le soir, on fera respirer au malade de la vapeur d'eau de son ou de guimauve, pendant dix minutes ou un quart-d'heure ; cinq ou six fois dans la journée, on lui donnera de la poudre de réglisse et de guimauve avec du miel : 40 grammes de chacune de ces poudres mélangés avec 100 grammes de miel, suffisent pour la journée ; on donne cette préparation au malade à l'aide d'un morceau de bois au bout duquel on lie un chiffon (marotte) ; on continue pendant huit jours. Si enfin la toux est persistante et sans jetage, on ajoutera à cette préparation 6 grammes de fleur de soufre pour provoquer le jetage, et on passera un séton au poitrail.

CACHEXIE AQUEUSE DU MOUTON

POURRITURE, BOUTEILLE, DOUVE, ET CENT AUTRES
NOMS

Sous ce nom on désigne une altération profonde
du sang, caractérisée par la diminution des principes constituants de ce liquide, avec augmentation
au contraire de la partie séreuse. Cette affection si
redoutable règne souvent à l'état épidémique en automne, et principalement aux mois d'avril et mai.

CAUSES. — Les pluies continuelles, les fourrages
poudreux, moisis, marécageux, ou qui croissent
avec force dans un terrain rempli d'eau ; les bergeries basses, peu aérées, humides ; le voisinage des
bois, des étangs ; les prairies souvent submergées,
une alimentation longtemps continuée avec des carottes, des betteraves, ou des navets, etc., sont autant de causes pouvant déterminer la pourriture.

SYMPTOMES. — Les symptômes sont peu faciles à
observer au début. Cependant on remarque chez le
mouton une gaîté moins grande, une pâleur plus
prononcée des gencives, des yeux et de la peau ;
plus tard, ces symptômes augmentent : l'œil devient
d'un blanc mat, jaunâtre; infiltré d'eau, l'animal ne
mange presque plus ; il boit au contraire beaucoup ; à cette période, le malade est d'une faiblesse
extraordinaire ; cependant il arrive assez souvent
qu'à ce même moment la bête à laine prend un em-
bonpoint trompeur ; mais le berger observateur et
expérimenté reconnaît assez facilement le mal ; il
dit que le mouton a l'œil gras. Il est donc bon que
le propriétaire saisisse ce moment pour vendre ses

animaux à la boucherie, car plus tard il n'en serait plus temps. La faiblesse est extrême, les animaux tombent sans pouvoir se relever, l'appétit est nul, la soif toujours ardente, l'animal maigrit considérablement, la pâleur de l'œil, des gencives est très-grande, les battements du cœur sont tumultueux, un engorgement se forme sous la ganache (on dit que le mouton porte la bouteille), l'œil se renfonce dans l'orbite, la diarrhée arrive et les animaux meurent dans un épuisement complet.

AUTOPSIE. — A la mort de l'animal, ce qui frappe la vue, c'est une pâleur excessive de la viande : il existe de l'eau autour du cœur, dans la poitrine, dans l'abdomen ou ventre, dans tout le tissus cellulaire (on dit alors que le mouton est lessivé), le sang est en très-petite quantité ; enfin, dans le foie et dans la vésicule biliaire, on rencontre une quantité prodigieuse de vers, que l'on désigne sous le nom de douves.

TRAITEMENT. — Il faut éviter de faire sortir les animaux pendant les brouillards, et il faut les rentrer avant que ces vapeurs apparaissent le soir ; en deux mots, il faut étudier les causes qui provoquent cette maladie et agir en sens opposé : une bonne nourriture, des provendes composées de blé, avoine, orge, seigle, féverolles, vesce, concassés, dans lesquels on ajoute 25 grammes sulfate de fer, 100 grammes azatote de potasse, 500 grammes sel de cuisine et autant de suie de cheminée, pour cent moutons ; en donner matin et soir.

Pour le bœuf. — Mêmes causes, mêmes symptômes, même traitement.

Pour le cheval. — (Voir Anémie.)

CATARRHE

DES CORNES DU BOEUF

Sous ce nom, on désigne une inflammation de la muqueuse qui tapisse l'intérieur du cornillon des bêtes à cornes.

Causes. — Les coups portés sur la région des cornes, les chutes sur cette même partie, les tiraillements saccadés que les animaux éprouvent lorsqu'ils sont attelés à un chariot.

Symptomes. — Hémorrhagie nasale ou écoulement purulent, tristesse, inappétence, oreilles pendantes, cornes chaudes, tête penchée du côté où existe la maladie.

Traitement. — Application constante de l'eau froide sur la tête, saignée de quatre kilog., repos absolu ; s'il y a dépôt purulent dans l'intérieur de la corne, il faut la scier, et bien laver la partie malade avec de l'eau d'écorce de chêne.

CATARRHE

AURICULAIRE DU CHIEN

C'est l'inflammation de la muqueuse qui tapisse l'intérieur de l'oreille.

Causes. — Les causes sont la malpropreté et l'introduction dans cet organe de corps étrangers ; cette affection est des plus difficiles à guérir.

Symptomes. — L'animal se gratte souvent avec précaution ; il penche la tête du côté du mal, et dans l'intérieur de l'oreille on remarque une matière noirâtre, jaunâtre ou blanchâtre.

TRAITEMENT. — Bien laver la partie malade avec de l'eau de savon d'abord ; puis injecter dans l'oreille, trois fois par jour, de l'eau alunée : eau 1,000 grammes, alun broyé 50 grammes, pour cinq ou six jours; tous les deux jours, lui faire boire de 25 à 40 grammes sulfate de soude dans 60 grammes d'eau.

COUP DE CHALEUR

On désigne sous ce nom l'asphyxie que certains animaux, particulièrement les chevaux, éprouvent lorsqu'ils ont beaucoup couru.

CAUSES. — Les causes déterminantes sont les temps orageux, et la respiration d'un air sec rempli de poussière. C'est surtout au mois de juillet, lorsque des animaux gras montent une colline, que se déclare le coup de chaleur.

SYMPTOMES. — L'animal va moins vite qu'à l'ordinaire, les flancs battent très-fort, les naseaux sont fortement dilatés, les yeux sont rouge-bleuâtres ; quelquefois les chevaux tombent dans les traits et meurent.

TRAITEMENT. — Il faut faire attention, lorsque l'on voyage par un temps lourd, de ne pas trop forcer les chevaux ; si cependant l'accident arrive, on pratique une moyenne saignée, on injecte de l'eau fraîche dans le nez, on lave les tempes du malade avec cette même eau, ou mieux de l'eau vinaigrée.

CHARBON

Les affections charbonneuses sont, après le typhus contagieux, les maladies les plus meurtrières ; elles se présentent sous deux formes bien différentes, et constituent par là deux maladies bien distinctes. Nous allons les passer en revue successivement.

Fièvre charbonneuse.

La fièvre charbonneuse se présente sans engorgement à l'extérieur ; c'est une altération profonde et très-rapide des principes constituants du sang ; la terminaison en est, pour ne pas dire dans tous les cas, presque toujours malheureuse.

Causes. — Les causes qui provoquent cette affection sont : l'usage de fourrages pourris, vasés, rouillés, moisis, etc.; les boissons impures, le séjour des animaux dans les pays marécageux, les écuries mal aérées ou tenant à des mares d'eau devenues infectes par la putréfaction des végétaux et des animaux qui y ont séjourné ; les pluies de longue durée, suivies de fortes chaleurs ; enfin la contagion est la cause la plus malheureuse de cette affection.

Symptomes. — Les symptômes de la fièvre charbonneuse sont assez variés : certains animaux paraissent tout à coup tristes et comme plongés dans un profond sommeil ; d'autres, au contraire, ont une gaieté peu ordinaire : ils sautent, jouent, courent en levant la queue, et semblent vouloir exciter leurs camarades à prendre part à leur plaisir ; d'autres fois, au contraire, les animaux semblent être sous l'empire d'une profonde terreur ; ils se sauvent dans

les plaines, comme s'ils étaient poursuivis par des
-insectes ou des bêtes féroces, et ce n'est qu'au moment où le mal a fait de grands ravages dans l'économie, que l'animal s'arrête ; les membres deviennent froids, la tête exécute souvent des mouvements
involontaires de haut en bas, les yeux sont larmoyants, enfoncés, et prennent une couleur rouge,
jaunâtre, violacée ; le pouls est presque insensible,
les battements de cœur tumultueux, et la marche
embarrassée. Chez le mouton et le porc, la peau
prend une teinte plombée ; la chèvre et le bœuf
tombent et meurent dans les convulsions en pous-
sant des cris plaintifs affreux ; le cheval et les autres
animaux ont une mort plus tranquille.

TRAITEMENT. — Le traitement curatif est nul ; il
faut éviter la contagion, en suivant exactement ce qui
est indiqué à l'article *Maladies contagieuses* (voir).

Charbon symptomatique ou communiqué

CHEZ TOUS LES ANIMAUX

Cette affection, pendant les quinze à trente premières heures, peut se présenter avec les mêmes
symptômes que la précédente ; puis apparaît une
tumeur aux cuisses, au cou, au ventre, au poitrail ;
cette tumeur, de la grosseur d'une noix d'abord, est
empâtée, très-douloureuse et s'étend rapidement
du centre à la circonférence ; plus tard le mal fait
des progrès, des gaz se développent dans l'endroit
malade, et la gangrène gagne les parties environnantes avec une grande rapidité. La durée du charbon symptomatique est de trois à cinq jours ; souvent même l'animal non traité succombe avant ce
temps.

—

Traitement. — Il consiste d'abord à éviter la contagion, en séparant les animaux malades des animaux sains ; ensuite, comme l'on ne peut pas savoir si de prime à bord l'affection sera symptomatique ou fièvre charbonneuse, on prendra les mêmes précautions que pour cette dernière, jusqu'à l'apparition de la tumeur. A ce moment, il faut vite fixer l'engorgement en cautérisant le tour du mal et en enfonçant des pointes de fer rouge dans l'intérieur de la tumeur ; on fera boire au malade une infusion de plantes aromatiques, de gentiane ou de petite centaurée à la dose de 4 à 8 litres par jour ; à cette infusion il est bon d'ajouter en totalité 30 grammes de teinture de quinquina, ou 6 grammes de camphre en poudre. Les plaies faites avec le fer rouge seront pansées deux ou trois fois par jour avec des boulettes de chanvre imbibées de teinture de myrrhe ou d'aloès. Une bonne nourriture, un léger travail, conduisent ordinairement à une prompte guérison.

CLAVELÉE, CLAVEAU

VARIOLE DU MOUTON

La clavelée est une affection particulière au mouton ; elle est encore désignée sous le nom de picotte, clou, clousiau, petite vérole ; elle a une marche rapide et une fin souvent redoutable.

La variole ovine, suivant la mortalité qu'elle occasionne, a été divisée en bénigne et en maligne ; la première est peu sérieuse, tandis que l'autre est ruineuse pour les propriétaires lorsque leurs troupeaux en sont atteints.

Causes. — Elles sont complètement inconnues.

On reconnaît quatre périodes dans la clavelée bénigne :

1° *Incubation*. Avant d'apparaître avec des symptômes propres, la maladie couve pendant un certain temps, puis elle se manifeste par une fièvre très-intense ; la bête devient triste et se météorise (biffe), elle mange moins qu'à l'ordinaire, elle éprouve très-souvent des frissons, le pouls est vite et petit, les yeux rouges, la peau est chaude et l'animal a une soif des plus ardentes ;

2° *Éruption*. A cette période succède l'éruption ; l'animal va de plus en plus mal, il est affecté d'un jetage nasal, puis apparaissent à la face interne des cuisses, sous le ventre, au nez, à la bouche, des plaques rouges au centre desquelles on aperçoit des élevures à larges bases ; plus tard ces pustules se circonscrivent, s'aplatissent et deviennent moins rouges ;

3° *Sécrétion*. Du pus se développe dans la partie malade, et les pustules, moins bombées, prennent une couleur opaque quelquefois même grisâtre ;

4° La quatrième période est toujours la plus longue ; les croûtes prennent une couleur grise ou noirâtre ; elles tombent en laissant voir à la place qu'elles occupaient de petites granulations rouges saignantes qui doivent amener la cicatrisation. La durée de la clavelée, toujours plus longue en hiver qu'en été, varie de vingt-cinq à quarante jours.

CLAVELÉE MALIGNE

Rien n'est régulier dans la marche de cette affection ; les périodes sont si rapides qu'il est impossible de les distinguer.

SYMPTOMES. — Fièvre très-intense, tristesse, inappétence, conjonctives et peau rouges, pouls petit et vite, soif très-ardente; souvent l'animal meurt avant l'éruption; chez ceux qui ont pu résister au mal, on remarque autour des yeux, de la bouche, du nez, de l'anus, de la vulve, des plaques rougeâtres; elles conservent cette couleur pendant quatre à huit jours, puis elles deviennent rouges, livides; ces pustules s'amoncellent par paquets, et forment des plaies considérables. A ce moment la vue est souvent obscurcie par un albugo (tache blanche sur l'œil). Jetage rouillé par le nez, respiration précipitée, constipation ou diarrhée infecte; guérison rare.

TRAITEMENT. — Il varie suivant les saisons : au printemps, il n'y a rien à faire. La clavelée bénigne arrive presque toujours à une terminaison heureuse : en été, il faut donner une écurie bien aérée avec peu de vieux fumier; les boissons rafraîchissantes, de sel marin, l'orge cuite, les pommes de terre sont très-recommandées; l'hiver, la bergerie sera bien aérée, ni trop chaude ni trop froide, pourvue de bonne paille fraîche, même boisson, même nourriture que plus haut; mais ce qu'il est surtout urgent de ne pas négliger, c'est l'inoculation de la clavelée bénigne; on y parvient en ouvrant une pustule à la seconde période (voir clavelée bénigne, deuxième période); ceci fait, on prend une lancette sur la pointe de laquelle on dépose du liquide qui s'échappe de la pustule ouverte, et l'on pique avec ce même instrument les animaux sains au plat de la cuisse; de cette manière vous faites une véritable vaccine, et vous préservez le troupeau de la clavelée pernicieuse.

Traitement de la clavelée maligne. — Mêmes soins que plus haut pour les bergeries. On déposera dans l'écurie un baquet d'eau, dans lequel on mettra des morceaux de fer rouillés et 500 grammes de sel de cuisine par hectolitre ; la poudre de gentiane mélangée avec du son, les pommes de terre, l'orge cuite, le vin de quinquina ou d'extrait de gentiane, à la dose de cinq centilitres par jour, sont les substances qu'il ne faut pas négliger de donner aux malades ; enfin, s'il y a diarrhée, on administre matin et soir, dans un jaune d'œuf, deux grammes de camphre rapé ; si le contraire existe, on donne de 40 à 60 grammes de sulfate de soude dans 15 centilitres d'eau (suivre ce qui est indiqué à l'article *Maladies contagieuses*).

CLOU DE RUE

Le clou de rue, comme son nom l'indique, est une affection occasionnée par la présence dans le pied, d'un corps pointu, comme un clou, ou un morceau de fer ou tout autre objet qui, en traversant la corne, a pénétré dans les parties vivantes. Ces sortes d'accidents réclament, pour être guéris, une opération chirurgicale, souvent sérieuse à pratiquer ; nous nous bornerons à faire une description très-sommaire du mal.

Causes. — Les causes qui occasionnent cette affection sont, comme nous venons de le dire, les clous et les corps aigus ; c'est principalement dans les ruisseaux qui longent le bord des maisons, que les chevaux attrappent des clous apportés par les eaux ; c'est encore lorsque les animaux passent sur des places où travaillent des charpentiers ou des couvreurs, qu'on les voit souvent revenir boiteux à l'écurie.

Symptomes. — Quelle que soit la manière dont l'animal ait attrappé le clou, la boiterie, dès le début, n'est pas toujours en rapport avec le mal. C'est ainsi, par exemple, qu'un clou qui a pénétré dans les parties les plus sérieuses (articulation du petit pied) étant retiré quelque temps après, l'animal ne boite presque plus, mais c'est le lendemain et le surlendemain, lorsque l'inflammation s'est emparée des parties lésées et environnantes, que l'animal boite à trois jambes.

Quant à la gravité du mal, elle varie suivant l'endroit affecté ; ainsi, un clou qui pénètre dans la sole en avant de la pointe de la fourchette, donne une blessure moins sérieuse que si c'est dans la fourchette elle-même ; en un mot : lorsqu'un corps étranger pénètre dans les lacunes, c'est-à-dire dans les creux situés de chaque côté de la fourchette, c'est toujours quelque chose de très-sérieux, si surtout le clou a pénétré profondément.

TRAITEMENT. — Le traitement qu'il convient d'appliquer est celui-ci ; si le clou est petit, qu'il ait peu pénétré dans les parties situées en avant de la pointe de la fourchette, on le retire et on introduit dans l'ouverture un peu d'essence de térébenthine ou du suif fondu. Si au contraire le corps pointu a pénétré profondément, il faut enlever sans crainte la corne jusqu'au vif, dans une étendue qui dépasse toujours la grandeur du mal. Cette opération faite, on prend de la teinture d'aloès ou de myrrhe, qu'on met sur la plaie, avec un peu de chanvre, et le pansement est maintenu à l'aide d'un fer très-mince et couvert. Si l'opération est bien faite, le cheval dès le lendemain pose assez bien le pied à terre, et continue les jours suivants à mieux aller, tandis que la boiterie augmente beaucoup en intensité si le contraire a lieu. Ce traitement, que nous venons d'indiquer pour le clou de rue, s'applique également dans le cas où un maréchal a piqué un cheval, et que du pus s'est formé dans le pied ; on enlève toute la corne qui recouvre le pus, et on traite comme plus haut par la teinture d'aloès ou de myrrhe, ou du goudron. Il est utile de dire que si le clou est cassé dans le pied, il faut le retirer après avoir enlevé les parties vivantes avec un instrument bien tranchant ; cela est indispensable pour obtenir la guérison. Enfin si un clou a pénétré dans la fourchette ou les lacunes, il faut encore enlever la corne jusqu'au vif, et employer l'essence de térébenthine ; mais si le clou a pénétré avant, d'un pouce ou un pouce et demi, par exemple, il faut appliquer de suite un cataplasme émollient et aller chercher un vétérinaire ; dans ce cas, le plus tôt est toujours le meilleur.

CASTRATION

On désigne sous ce nom une opération qui consiste à enlever les organes de la génération chez le mâle et la femelle ; la pratique de cette opération a deux buts : l'engraissement et la docilité. Pour effectuer cette opération, on se sert de différentes méthodes. Nous allons passer en revue les principales.

MÉTHODE PAR ÉCLAVETTES OU CASSEAUX

Cette opération se fait de deux manières : à testicules couverts et à testicules découverts. Le procédé à testicules couverts est généralement usité pour le cheval, tandis que le contraire a ordinairement lieu pour le bœuf et le mouton ; quel que soit le procédé employé, les manœuvres sont à peu près les mêmes.

Pour effectuer cette opération, on se sert : 1° d'un

instrument bien tranchant; 2° de deux casseaux;
3° de deux liens; 4° d'une paire de pinces ou tricoises.

L'instrument dont on doit se servir est un bistouri ou un rasoir nouvellement repassé; il doit être
très-propre, afin d'éviter les accidents gangré-
neux.

Les casseaux sont deux morceaux de bois de même grosseur et de même longueur, que l'on fend
ensuite en deux parties égales; on choisi de préférence le bois qui contient beaucoup de moëlle à l'intérieur; l'églantier (rosier sauvage) et le sureau
remplissent parfaitement cette condition; une fois
les morceaux divisés en deux, on lie une des extrémités avec du fouet ou du fil ciré, on sépare les deux
branches l'une de l'autre, de manière à pouvoir
laisser facilement passer le cordon qui doit être serré
entre elles; ceci fait, on retire la moëlle, qu'on rem-
place par de la pâte sur laquelle on répand un peu de
sulfate de cuivre (vitriol en pierre) écrasé.

Les tricoises sont pour serrer le cordon testicu-
laire, lorsqu'il est pris entre les branches des casseaux, et les liens sont pour maintenir les extrémités rapprochées, quand on retire les tricoises.

On procède ensuite à l'abattage du cheval sur le
côté gauche; on y parvient à l'aide d'entraves (en-
trappes); lorsque le cheval est abattu, on lui délie
le pied de derrière opposé à celui sur lequel il est
couché, puis on porte ce pied sur le ventre; on y
parvient en mettant un trait dans la couronne, et
en passant ce trait au-dessous de l'encolure et en
le ramenant sur le garrot, où il est lié avec lui-
même; de cette façon, les testicules (parties) sont
bien à découvert, et l'opérateur peut commencer.

Faire la description des parties que l'on doit couper, et de celles qui doivent être épargnées, serait une tâche peu facile à remplir ; la pratique seule peut mettre au courant celui qui veut s'instruire sur ces sortes de manœuvres opératoires.

Dans le procédé à testicules découverts, on prend, entre le pouce et l'index, le testicule le plus bas, puis on le met bien en apparence ; alors on s'arme de l'instrument tranchant et, d'un coup hardi, on met à découvert le testicule lui-même ; on refoule les enveloppes vers les parties supérieures, et le casseau est placé sur le cordon le plus haut possible ; il faut avoir bien soin de ne pas prendre la peau avec le cordon, car cela pourrait nuire à l'opération, ou allonger le temps de la guérison ; cette première destruction faite, on passe au second testicule à l'égard duquel on procède de même ; la plaie est ensuite lavée avec un seau d'eau fraîche et l'animal est relevé et promené pendant une demi-heure environ. Si l'opération a été bien faite, trois semaines après le cheval peut travailler.

Chez le bœuf et les autres animaux, les manœuvres sont absolument les mêmes ; seulement chez ces derniers, l'opération réussit presque toujours, tandis que chez le cheval, il peut arriver beaucoup plus d'accidents ; le bœuf n'est point non plus abattu ; sa tête est fortement attachée après le corps qui doit la retenir, et les mouvements des jambes de derrière sont limités par les traits ainsi placés : celui qui part du pied droit passe entre les deux jambes de devant et vient sur l'épaule gauche tandis que celui qui part du pied gauche, passe aussi entre les deux jambes de devant, et vient sur l'épaule droite ; les deux extrémités des cordes sont liées ensemble sur le garrot ; de cette manière, le bœuf ne peut pas blesser l'opérateur, qui est derrière.

Le bistournage est encore souvent employé sur le bœuf et le mouton ; mais je crois que la méthode des casseaux est encore la meilleure et la plus certaine.

COLIQUES. — TRANCHÉES

Les coliques sont des affections qui ont leur siége dans les organes de l'abdomen (ventre). Elles varient d'intensité suivant l'organe affecté et la nature de la maladie. Nous allons les passer toutes en revue :

Coliques rouges

OU CONGESTION INTESTINALE

On donne le nom de congestion intestinale à l'afflux presque instantané du sang dans la muqueuse intestinale. Cette affection a une marche très-rapide, de quatre à dix heures, et se termine presque toujours par la mort , si l'animal n'est pas traité dès le début. Elle attaque tous les animaux, mais elle n'est bien connue que chez le cheval.

Causes. — Les causes se trouvent dans la nourriture que prennent les animaux : ainsi les foins nouvellement récoltés, les fortes nourritures en avoine, en trèfle. Les animaux qui ne travaillent pas beaucoup sont souvent atteints de coliques rouges ; mais c'est surtout au sortir du repas, après le repos ou le travail, que les chevaux sont frappés de congestion intestinale ; ainsi il est préférable, pour éviter ces accidents, de donner une boisson amortie, plutôt que froide.

Symptomes. — A la suite du repas , souvent après qu'on a fait boire les animaux, se manifestent des coliques : le cheval piétine d'abord, puis se roule en jetant ses pieds fortement en l'air, le pouls devient fort et les gencives rougeâtres ; plus tard le mal fait des progrès : si l'animal est forcé de marcher, on le voit se tordre le train de derrière d'un côté ou de l'autre, et se balancer comme s'il allait tomber ; plus tard encore il ne reste presque plus debout, ne fait que se relever et se coucher, se laisse tomber 'd'une seule masse, sans prendre les précautions habituelles, se plaint, regarde son ventre, se débat, se déferre, s'abîme les yeux, se tue, en un mot, contre les corps environnants.

Traitement. — Dès qu'un animal est atteint d'une congestion intestinale, il faut le promener, lui ouvrir la veine du cou, et la laisser saigner pendant 10 minutes ou un quart d'heure, c'est-à-dire tirer 6 à 10 kilogrammes de sang. Pendant cette émission, on frictionne violemment les reins, le dos, les côtes du malade, avec un bouchon de paille imbibé d'essence de térébenthine ou du vinaigre bien chaud ; les frictions finies, on jette deux couvertures sur le dos de l'animal, on lui fait boire de l'eau de son ou de guimauve, dans laquelle on met 15 grammes d'asa-fœtida, ou 10 grammes éther et 15 grammes laudanum ; on passe quatre à cinq lavements d'eau de guimauve, pendant la première heure du mal ; si malgré ce traitement, l'animal sue beaucoup, qu'il ne veuille plus se relever, que le pouls devienne petit, vite et presque insensible, que la respiration soit très-précipitée, que les pieds et les oreilles se refroidissent, que l'animal enfle, ou bien qu'on arrive à ce moment pour traiter l'affection, c'est inutile de commencer le traitement, car l'on peut affirmer que dans quelques heures le malade ne vivra plus. A ce moment, l'animal ne se débat plus autant, les yeux gonflés par les contusions qu'il s'est faites en se roulant, sont à demi fermés, la tête est alternativement amenée vers le ventre, et reste quelque temps dans cette position ; il pique le nez contre la terre, puis rejette la tête dans la position d'un animal couché tout de son long. Enfin, le dernier moment arrive, l'animal réunit toutes ses forces, se lève sur ses pieds de devant, se traîne quelques pas, tombe, bâille et meurt, après deux ou trois espèces de soupirs.

Invagination.

Cette affection, que l'on ne reconnaît que difficilement, est l'introduction d'une partie de l'intestin dans l'autre.

Symptomes. — Les coliques sont atroces et l'accident se termine ordinairement par la gangrène de la partie herniée ; la mort arrive peu de temps après.

Traitement. — Comme les symptômes sont peu différents des coliques rouges, on peut déjà commencer par les mêmes moyens de traitement ; mais si l'animal va de plus en plus mal, il faut employer 30 grammes d'aloès en pillules.

Volvulus.

On a donné ce nom à des coliques occasionnées par l'entortillement des intestins les uns autour des autres ; dans cette position les matières fécales ne peuvent plus circuler, le sang ne pénètre plus dans les parties les plus serrées, et bientôt la mort arrive comme plus haut par la gangrène de l'intestin.

Symptomes. — Ici encore les symptômes sont des plus difficiles à différencier des coliques rouges et de l'invagination.

Traitement. — On emploie 200 grammes sel de soude dans 2 ou 3 litres d'eau émollients, on fait prendre cette potion en deux fois à une demi-heure d'intervalle.

Lorsqu'il s'est formé un nœud ou qu'il existe un calcul (pierre) dans les intestins, les symptômes sont encore les mêmes que plus haut.

Même traitement.

Indigestion chez les animaux.

L'indigestion peut être simple, gazeuse ou compliquée de surcharge.

Causes. — Les foins nouveaux, les avoines nouvelles, l'eau ingérée en grande quantité, le travail aussitôt le repas, la vieillesse, sont les causes de l'indigestion.

Symptomes. — Coliques plus ou moins violentes; le cheval gratte la terre avec ses pieds de devant, il se couche, se relève, regarde son ventre et ainsi de suite; de temps à autre on entend de forts gargouillements dans les boyaux; respiration et pouls accélérés; quelquefois diarrhée.

Traitement. — Promener le malade pendant deux heures, lui faire boire deux litres de vin rouge ou blanc avec 10 grammes éther, ou mieux deux litres de bon thé dans lesquels vous ajoutez un demi-verre de rhum ou d'eau-de-vie; bien le frictionner par tout le corps avec un bouchon de paille; quelques lavements à l'eau de son. Si les coliques sont plus violentes, on fait une saignée de 3 kilog., on administre 30 à 40 grammes aloès dans 100 grammes miel. Il faut promener longtemps le malade.

CONGESTION DU FOIE

Cette affection, assez commune, attaque les gros, gras et principalement les jeunes chevaux.

Causes. — On la remarque à la suite d'une grande et rapide course, chez les limoniers qui traînent de lourds fardeaux en gravissant de hautes montagnes.

Symptomes. — Les animaux tombent tout à coup, les yeux sont pâles, le pouls est petit et vite, et la bête meurt dans des mouvements convulsifs.

Traitement. — Aussitôt que l'animal est tombé, on ouvre la veine pour ne la refermer qu'après une chute de sang de 5 à 6 kilog.; lavements avec 30 grammes de tabac à fumer ; frictions à l'essence de térébenthine sur tout le corps.

CONJONCTIVITE

COUPS, BLESSURES DE L'OEIL

La conjonctivite est l'inflammation de la membrane muqueuse de l'œil.

Causes. — Les causes qui la déterminent sont : les coups de fouet, de bâton ou d'autres corps durs, les piqûres, l'introduction dans l'œil de poussières, de balles d'avoine ou de blé, les courants d'air froid, surtout quand les animaux ont chaud, les gaz irritants comme ceux qui naissent dans les écuries où le fumier séjourne depuis longtemps ; enfin le mirage ou la réflexion sur les corps polis des rayons du soleil renvoyés dans les yeux des animaux.

Symptomes. — La conjonctive ou le dessous de la paupière est rouge injectée, l'œil est souvent à demi fermé, des larmes coulent sans cesse sur le chanfrein, et l'appétit est beaucoup diminué.

TRAITEMENT. — Si la maladie débute violemment, on pratique une petite saignée de 3 kilog.; ensuite, on applique sur l'œil des eaux de guimauve ou de graines de lin. Si cette maladie ne paraît pas sérieuse, on met 18 grammes sulfate de zinc dans une demi-bouteille d'eau, et on lave avec ce liquide l'œil malade cinq ou six fois dans la journée. L'affection dure une quinzaine de jours.

COUPS, CHUTES, ACCIDENTS, ENFLURE

CAUSES. — Il arrive très-souvent que les chevaux ou les autres animaux reçoivent des coups de pied, des coups de bâton, se blessent en tombant sur des parties saillantes, ou sont atteints par la chute de démolitions ou de branches d'arbres.

TRAITEMENT. — Dans tous ces cas, s'il y a plaie ou engorgement, on traite de la manière suivante : on coupe les poils à l'endroit où l'animal a reçu le coup; ensuite on y pose un bon vésicatoire; l'action de ce puissant dissolvant suffit presque toujours pour guérir ces sortes d'accidents ; si un abcès se déclare, une fois percé, on le traite comme les abcès simples.

CORNAGE CHRONIQUE

On désigne, sous le nom de cornage, une affection caractérisée par un sifflement qui se fait entendre dans l'acte de la respiration.

Le cornage peut être temporaire ou permanent ; il est temporaire lorsqu'il est dû à une maladie aiguë, comme un mal de gorge intense ; il est permanent et alors il est vice rédhibitoire lorsqu'il dépend d'une affection chronique.

Causes. — Les causes qui déterminent cette affection sont nombreuses : une angine (mal de gorge) mal soignée, la présence de polypes (productions charnues) dans le nez, la fracture des os du nez, l'aplatissement ou le rétrécissement de la trachée (gorgeron, conduit où passe l'air), l'ossification du cartilage du larynx, l'alimentation au moyen d'une plante appelée gesse-chiche.

Symptomes. — Le symptôme caractéristique est un sifflement plus ou moins aigü qui se fait entendre dans l'inspiration ou l'expiration.

Traitement. — Le traitement du cornage temporaire est le traitement de la maladie aiguë qui l'occasionne ; une fois cette affection disparue, le cornage disparaît aussi. Quant au cornage permanent, il est incurable dans l'immense majorité des cas.

CRAPAUD

Cette affection du pied étant chirurgicale, nous passerons légèrement sur cette question.

Traitement. — Pour traiter le crapaud avec efficacité, on doit le prendre autant que possible dès le début ; on enlève toutes les excroissances et toutes les parties de corne qui ne tiennent presque plus ; ceci fait, on cautérise le mal avec un pinceau imbibé d'une égale partie d'acide sulfurique et d'eau, on recouvre ensuite la partie cautérisée avec un mélange de 20 grammes chaux vive en poudre fine et 10 grammes de deuto-sulfate de cuivre (vitriol); le tout est maintenu par des plumasseaux de chanvre et un fer couvert. Il est souvent très-bon d'alterner ce pansement par un mélange de 125 grammes goudron et 25 grammes acide sulfurique. Pendant le traitement, on doit donner au cheval 15 grammes sel de nitre tous les matins sur du son ou de l'avoine, lui faire passer un séton et le faire travailler sur un terrain sec.

CREVASSES

MALANDRE, SOLANDRE

On donne ces noms à des crevasses plus ou moins profondes, ayant leur siége au pli du genou ou du jarret.

TRAITEMENT. — Mettre sur le mal, matin et soir, goudron 100 grammes, deuto-sulfate de cuivre en poudre (vitriol bleu) 50 grammes.

DARTRES

Confondues autrefois en une seule, les dartres constituent diverses maladies de la peau, dont les principales sont l'herpès et le pytyriasis.

Herpès, ou Dartre humide.

Cette affection attaque tous les animaux, mais principalement le chien et le cheval.

CAUSES. — La malpropreté, les frottements réitérés aux mêmes points; pour le chien, une nourriture composée exclusivement de viande.

SYMPTOMES. — Il se forme de petites vésicules qui s'avancent lentement du centre à la circonférence ;

les poils sont humectés par une sérosité qui sort de ces mêmes vésicules, et la peau de cet endroit prend une couleur rouge, jaunâtre, et passe plus tard au jaune-brun.

Traitement. — Couper les poils, bien laver le mal avec de l'eau émolliente d'abord ; cautériser avec l'azotate d'argent liquide ensuite ; une légère application avec un petit pinceau suffit presque toujours pour amener la guérison du jour au lendemain ; purger le chien avec 25 grammes sel de soude dans 100 grammes de petit lait.

On peut encore se servir de la préparation suivante : huile de lin 75 grammes, eau 25 grammes, fleur de soufre 30 grammes, sel de cuisine 30 grammes.

Pytyriasis, ou Dartre furfuracée.

Cette affection n'est accompagnée d'aucune fièvre de réaction ; puis il se forme de petites vésicules éloignées d'abord, rapprochées ensuite, de manière à former des plaques écailleuses, de la grandeur d'une pièce de 50 cent. à 5 fr. ; ces plaques tombent pour se reformer et ainsi de suite.

Traitement. — Le même que pour l'herpès.

DIARRHÉE

OU COURS DE VENTRE

Lorsque la diarrhée n'est pas la conséquence d'une maladie aiguë, il faut, pour le cheval, l'âne, le mulet et le bœuf, faire bouillir 125 grammes écorce de chêne, 50 grammes renouée des oiseaux, vulgairement appelée herbe à cochon, dans quatre litres d'eau, passer le liquide à travers un linge; puis on y ajoute 5 grammes laudanum; on fait boire à l'animal le tout dans la journée, en trois fois. Lavements à l'eau de suie de cheminée.

Pour le chien, le mouton et le veau, on ne donne qu'un décilitre de cette préparation dans la journée.

EAUX AUX JAMBES

Cette maladie, particulière aux chevaux, attaque les extrémités, depuis le boulet jusqu'à la corne. Cette affection se remarque plus particulièrement sur les gros chevaux à peau épaisse.

CAUSES. — La malpropreté est la cause déterminante des eaux aux jambes.

SYMPTOMES. — Le mal débute par un engorgement inflammatoire du paturon; la peau est rouge et sécrète une matière séreuse qui mouille les poils et les agglutine ensemble; il y a violente démangeaison, les poils sont hérissés; plus tard la peau augmente d'épaisseur; les membres malades s'engorgent, et une matière blanchâtre très-épaisse, fétide, coule entre de petites granulations qui, en s'agglomérant par paquets, forment ce que l'on appelle des grappes. Cette affection paraît souvent en hiver, et disparaît en été, pour reparaître l'hiver suivant.

Lorsque cette maladie est ancienne et qu'on la traite avec un médicament énergique, il arrive assez souvent que l'animal devient morveux.

TRAITEMENT. — Il faut faire une bonne litière, et bien nettoyer la partie malade; ceci fait, on place des cataplasmes émollients pendant quatre à cinq jours; puis à la suite de ces cataplasmes, on lotionne la partie malade, avec eau 250 grammes, acide sulfurique 30 grammes ; on recommence le lendemain la même chose. Si la maladie est plus ancienne, on purge l'animal avec 200 grammes de sulfate de soude tous les trois jours, et on passe deux sétons aux fesses ou au poitrail. Quand les grappes sont formées et assez grosses, la maladie est fort difficile et fort dangereuse à guérir. Cependant, on peut encore cautériser au fer rouge comme dernier moyen ; pendant toute la durée de ce traitement, il est bon de nourrir fortement l'animal.

ÉCART & FAUX ÉCART — BOITERIE

Causes. — Ecart et faux écart, boiterie de l'épaule ou de la hanche, produits par une glissade que fait l'animal, en se relevant, en marchant ou en courant.

Symptomes. — Quelquefois difficiles à découvrir, cependant, dans l'immense majorité des cas, l'animal, comme on le dit vulgairement, fauche en marchant.

Traitement. — Si le mal est grave, repos absolu pendant un mois ; saignée de 3 à 4 kilog. ; une bonne friction avec un feu volant sur toute l'épaule ou la cuisse ; insister surtout sur le repos le plus complet.

EFFORT

DIVERSES, ENTORSES DU BOULET ET DES REINS

Traitement. — Le traitement de ces affections consiste à mettre un bon vésicatoire ou un feu volant sur la partie malade, et à laisser l'animal en repos pendant dix à quinze jours.

ENCHEVÊTRURE — PRISE DE LONGE

Cet accident n'a pas besoin d'être décrit, puisque dans la plupart des cas, on voit le mal arriver.

TRAITEMENT. — Bains d'eau froide pendant deux ou trois jours, matin, à midi et soir; puis une application de goudron sàturné sur toute la partie malade; renouveler le lendemain et jours suivants la même application.

ENCLOUURE — PIQURE

Il arrive encore assez souvent qu'en ferrant un cheval, un âne, un mulet ou un bœuf, le clou, au lieu de traverser les parties inertes de corne, pénètre dans les parties vivantes, ou les serre assez fortement pour déterminer une boiterie; dans ce cas, il faut immédiatement faire déferrer le pied.

En serrant méthodiquement avec la tricoise tous les endroits du sabot, on parvient à découvrir le siége du mal; d'autres fois le clou retiré du pied laisse suinter un liquide noirâtre, qui indique au maréchal l'endroit lésé.

TRAITEMENT. — Si la piqûre est peu sérieuse, on introduit dans l'ouverture du clou, du suif chaud, ou mieux de l'essence de térébenthine; si elle est plus grave, il faut découvrir le mal avec la rainette, donner issue au pus, enlever les parties du clou s'il en reste, panser la plaie avec du chanvre imbibé d'essence de térébenthine, et maintenir ce pansement par un fer très-léger.

ÉPARVIN

L'éparvin est une tumeur osseuse ayant son siége à la face interne des os qui composent le jarret ; il peut attaquer tous les animaux.

TRAITEMENT. — Cette affection grave réclame comme traitement le feu en raie ou en pointe d'une manière très-intense.

ÉPONGE

Lorsqu'un cheval se couche en vache, comme l'on dit vulgairement, l'extrémité de la branche interne du fer exerce continuellement un frottement sur le coude, et y détermine à la longue une grosseur de forme arrondie, plus ou moins dure, contenant dans l'intérieur de la sérosité sanguinolente, du sang ou du pus.

TRAITEMENT. — Il faut diminuer la longueur de la branche interne du fer, et enfoncer dans la tumeur une pointe de feu jusqu'au centre ; la tumeur diminue à la longue.

ENTÉRITE

MALADIE DES PETITS BOYAUX. — GRANDE ÉCHAUFFURE.
GRANDE CONSTIPATION

L'inflammation de la muqueuse qui tapisse l'intérieur des petits boyaux a reçu le nom d'entérite aiguë.

C'est une maladie à marche régulière, ayant une

terminaison le plus souvent heureuse, si toutefois le traitement est prompt et régulier.

Causes. — L'entérite reconnaît pour causes : les pluies, les giboulées, les changements de climat, l'introduction, dans le canal digestif, de plantes âcres, de bourgeons de frêne ou de chêne, le colchique d'automne (ou fusée des prés), les aliments pourris, vasés, poudreux, moisis.

Enfin, les animaux qui sont à l'engrais l'hiver sont souvent atteints de cette affection.

Symptomes. — Dès le début, les animaux malades mangent comme à l'ordinaire ; mais 24 à 36 heures après, ils deviennent tristes, ils se plaignent et refusent de manger ; les oreilles et les cornes sont tantôt froides et tantôt chaudes, il y a petite météorisation (biffure), la bouche est chaude et sèche, quelquefois remplie d'une salive filante, l'animal relève le dos, et fléchit les reins à la pression, la respiration est petite, les matières excrémentielles sont le plus souvent dures, recouvertes d'une espèce de toile d'araignée, ou mélangées à des matières glaireuses.

Traitement. — Au début, diète complète, saignée de 3 à 4 kilog., suivant l'état de l'animal ; puis on fait prendre par jour 10 à 12 bouteilles de petit lait mélangé avec de l'eau de graine de lin. Dans la première bouteille, on ajoute 15 grammes crême de tartre, à midi on répète la même chose, et le soir on met 4 grammes de camphre (pour le mouton, le chien et la chèvre 4 grammes crême de tartre, et un gramme camphre) ; il est bon aussi de passer 5 ou 6 lavements par jour ; ces lavements seront préparés avec du son ou bien avec des racines de guimauve.

Le lendemain on suivra exactement le même traitement. Si cependant la constipation reste opiniâtre, que, malgré les lavements et la crème de tartre, les matières excrémentielles ne sortent que difficilement, il serait bon de donner tous les deux ou trois jours de 150 à 200 grammes sulfate de soude, dans deux bouteilles du liquide indiqué plus haut.

Cheval. — SYMPTOMES. — Chez le cheval, les symptômes sont un peu différents; le reins sont insensibles, les yeux ont une couleur rouge-jaunâtre, la langue est blanche, noire au centre, rouge à la pointe et aux bords; les crottins sont noirâtres, très-secs et bien moulés.

TRAITEMENT. — Le traitement suivi peut être le même que chez le bœuf; seulement, on ne doit tirer que 3 kilog. de sang chez le cheval, de 100 à 150 grammes chez le chien et le mouton, suivant la taille du malade; la saignée peut être plusieurs fois réitérée les jours suivants, et les boissons doivent toujours être données tièdes.

EPILEPSIE

MAL CADUC. — HAUT-MAL

L'épilepsie est une affection qui est rangée dans la catégorie des maladies nerveuses; elle ne s'annonce par aucun signe précurseur, et disparaît sans laisser de trace du mal qui vient de se passer, si ce n'est quelques égratignures ou écorchures que se fait l'animal en tombant ou se débattant.

CAUSES. — Les causes sont complètement inconnues; seulement, il est clairement prouvé aujourd'hui que le fils ou la fille d'animaux épileptiques contractent cette affreuse affection.

SYMPTOMES. — Les symptômes qui caractérisent

cette lésion nerveuse sont faciles à reconnaître : tout à coup l'animal s'arrête, chancelle un moment et tombe en se livrant à des mouvements désordonnés ; les mâchoires sont fortement contractées, et les dents frottent assez rudement les unes sur les autres pour déterminer un bruit connu sous le nom de grincement ; une écume mousseuse, abondante, sort par la bouche ; les yeux roulent dans leur orbite, et la respiration devient tellement difficile qu'on serait porté à croire que l'animal va succomber.

Ces symptômes durent quelques minutes, puis le malade se relève ; il semble étranger à tout ce qui l'entoure ; enfin tout disparaît peu à peu, et l'animal reprend son travail ordinaire jusqu'à ce qu'un nouvel accès vienne l'attaquer.

Traitement. — Aucun.

EXOMPHALE

OU GROSSE BOUDE

Symptomes. — Sur certains poulains, après la naissance, on remarque une hernie ombilicale plus ou moins volumineuse (grosse boude), pouvant déterminer des coliques assez violentes pour causer la mort.

Traitement. — Deux principales méthodes sont employées pour la guérir :

1° Le cheval est couché sur le dos, et par une manipulation bien entendue, on fait rentrer l'intestin dans l'abdomen (ventre) ; ceci fait, on met un casseau prenant le sac herniaire le plus près du ventre possible, on serre fortement ce casseau avec une tricoise comme dans la castration, et douze ou quinze jours après, cette partie de peau tombe, en laissant fermé l'orifice par lequel descendait l'intestin ;

2° M. Dayot a inventé un procédé beaucoup plus simple : il consiste à prendre 20 grammes d'acide nitrique du commerce, d'imbiber plusieurs fois un pinceau de ce liquide, et de frotter tout le sac herniaire en procédant de la circonférence au centre, jusqu'à ce que les 20 grammes soient usés ;

Mais il faut bien se garder de faire une nouvelle application de ce liquide, si la guérison n'a pas eu lieu, car on serait certain de faire mourir l'animal ; il faut donc toujours faire une forte, mais seule application.

FARCIN

Le farcin est une affection identique à la morve ; c'est-à-dire qu'avec une bête farcineuse on peut communiquer la morve, et *vice versa*.

Le farcin se présente sous deux types bien distincts : l'un aigu, l'autre chronique.

La difficulté de guérir cette affection nous fait passer rapidement sur les symptômes et le traitement.

Symptomes. — Le farcin se présente sous forme de boutons, de tumeurs, de cordes et d'engorgement plus ou moins volumineux ; quels que soient les formes et les endroits du corps affecté, ces boutons ou ces engorgements sont durs au début et peu douloureux ; plus tard, ils se ramollissent, percent, et donnent passage à un pus ayant un aspect blanc-jaunâtre et glaireux. La plaie, au lieu d'avoir une tendance à la guérison, s'agrandit, et revêt toutes les formes d'un ulcère. Plus tard enfin, les boutons se propagent, les ganglions de la ganache et de l'aine s'engorgent et l'animal meurt peu de temps après ;

quelquefois même la morve se joint au farcin, et l'animal est bientôt enlevé.

D'autres fois enfin, l'affection prend tout à coup un cachet aigu et termine promptement la vie du malade.

Le farcin aigu est facile à distinguer du chronique; il y a fièvre assez intense, refus de manger, battement tumultueux du cœur.

Les boutons, les cordes ou les tumeurs, au lieu d'être durs et sans douleur, sont sensibles, mous et empâtés.

Traitement. — Le traitement du farcin aigu est à peu près nul.

Quant au farcin chronique, avec beaucoup de soins, on peut en guérir assez de cas. Voici comment :

Il faut, aussitôt que l'on voit des boutons, des tumeurs, ou des cordes farcineuses, faire des incisions et cautériser profondément à l'aide d'un morceau de fer rouge ; puis on fait faire de courtes promenades au cheval et on lui donne une bonne nourriture.

Les précautions indiquées pour éviter la contagion de la morve doivent être employées contre le farcin (voir *Maladies contagieuses*).

FERRURE

La ferrure est l'application méthodique d'une bande métallique appelée fer, sous le sabot des solipèdes, et les onglons des ruminants.

L'art de la maréchalerie n'est pas aussi simple à exercer qu'on peut le croire de prime à bord ; il demande dans l'homme qui s'en occupe sérieusement, beaucoup d'intelligence ; en effet, l'application d'un fer mal posé peut estropier un animal, en faussant ses aplombs, ou en donnant une mauvaise conformation au sabot; tandis que le contraire a lieu lorsqu'un bon maréchal travaille en raisonnant son métier.

Ferrure française. — Pour ferrer un cheval à la française, on emploie plusieurs instruments :

1° Le brochoir, marteau dont on se sert pour piquer les clous dans la corne, de manière à maintenir le fer sous le pied ; on y reconnaît une bouche, une panne, des oreilles, des joues, un œil et des clavettes servant à consolider le manche ;

2° Le boutoir est un instrument dont on se sert pour enlever et niveler la corne sur laquelle doit être appliqué le fer ; il est composé d'une lame à bords recourbés, d'une queue, d'un arc et du manche ;

3° Le rogne-pied, généralement confectionné avec une partie de sabre, est tranchant d'un côté ; il sert à enlever de fortes parties de corne et à dériver les clous ;

4° Les tricoises formées de mâchoires puissantes et de branches, servent à arracher les fers, à river et couper les clous ;

5° La rape, grosse lime que l'on emploie pour parer le pied ferré ;

6° Et enfin, le repoussoir, petit poinçon servant à faire sortir les vieux clous restés dans le sabot, et à élargir les trous des étampures d'un fer neuf.

Ferrure anglaise. — La ferrure anglaise diffère beaucoup de la ferrure française ; d'abord le maréchal ferre seul le pied d'un cheval, ensuite il n'emploie pas de boutoir, ni de rogne-pied ; mais simplement un couteau plus ou moins grand, dont l'extrémité opposée au manche est terminée comme une rainette ; le fer diffère aussi du nôtre en ce que, sur la face supérieure, il porte une rainure dans laquelle se trouvent les étampures ; les clous sont plus petits et plus aplatis sur la tête.

On désigne sous le nom de fer une barre métallique contournée sur elle-même, représentant la face plantaire du sabot des solipèdes ; on y distingue une pince, deux mamelles, deux quartiers, deux éponges ; on le divise encore en deux parties égales appelées branches ; sur chacune de ces deux parties, on rencontre plusieurs trous en forme de pyramides désignées sous le nom d'étampures. Suivant que les ouvertures sont placées plus ou moins loin de la rive externe, on dit que le fer est étampé à gras ou à maigre ; ceci dit, nous passons aux différents pieds pouvant être plus ou moins modifiés par la ferrure.

Pieds grands. — Il faut adopter un fer ordinaire très-léger, de manière à diminuer le plus possible la pesanteur du sabot.

Pieds petits. — Il faut parer les talons bas, et y mettre un fer très-léger garnissant beaucoup en dehors.

Pieds plats. — Comme ces pieds sont très-exposés aux bleimes, on applique un fer plus ou moins couvert, suivant l'exigence des cas.

Pieds combles. — La sole au lieu d'être comme dans le pied bien fait, est bombée et dépasse plus ou moins la paroi inférieure de la muraille ; le fer qu'il convient d'appliquer est le fer dit à bords renversés. Il se compose de branches très-couvertes fortement ajustées, de manière que la sole soit cachée par les branches ; la circonférence externe reste ainsi plane et forme un point d'appui au bord inférieur du sabot ; ce fer doit être posé très-peu chaud, sans presque toucher à la sole, aux talons, et à la fourchette ; il est bon aussi de donner au fer de forts crampons.

Pieds encastelés. — Cette défectuosité, commune aux chevaux de race, est caractérisée par une élévation et un resserrement très-grand des talons, par une fourchette mince, petite et très-dure ; pour obvier à ce vice dans les mesures du possible, on se sert du fer à planche ou du fer à lunette.

Le premier est un fer ordinaire dont les deux extrémités sont réunies par une barre ; pour appliquer cette armature, on abat les talons sans toucher à la fourchette, de manière que la traverse vienne appuyer sur cette dernière et conserve au pied son élasticité.

Le fer à lunette ou à croissant est encore un fer ordinaire dont les branches sont moins longues ; elles ne recouvrent qu'une partie des quartiers, en laissant les talons libres. Ici encore le pied conserve toute l'élasticité possible.

Pieds à talons serrés. — Il faut encore employer le fer à planche, en ayant le soin d'enduire souvent les pieds avec un corps gras.

Pieds étroits. — Même ferrure.

Pieds à talons bas, pieds à talons faibles, pieds mous ou gras. — Etant exposés aux bleimes, aux foulures, aux fourbures, ils doivent être protégés par un fer plus ou moins couvert ou à planche.

Pied dérobé. — Le pied est dit dérobé lorsqu'il existe sur le bord plantaire des éclats ou des pertes quelconques de corne dues le plus souvent à une mauvaise ferrure, ou à la marche forcée d'un cheval déferré sur des pierres. Le fer mince ordinaire est celui que l'on emploie ; cependant si les éclats de corne sont grands, on confectionne un fer ayant des étampures là où il est possible de brocher un clou mince et délicat.

Pied rampin. — Le pied rampin est caractérisé par une pince droite et des talons très-élevés, comme il arrive souvent chez l'âne et le mulet ; on doit appliquer pendant longtemps un fer à pince prolongée et à éponges minces ; il faut aussi abattre les talons peu à peu, et ne presque pas toucher à la pince.

Pied pinçard. — Le pied pinçard ne prend son appui qu'en pince, et le fer que l'on doit employer est le même que dans le pied rampin.

Cheval qui se coupe. — Le fer dit à la turque que l'on emploie pour remédier à cet inconvénient est formé d'une branche externe ordinaire, tandis que l'interne est plus courte, plus épaisse et plus étroite ; elle ne porte que deux étampures en pinces ou en talons.

Quand on veut appliquer ce fer, on pare le pied en ménageant le quartier interne, on arrondit le bord de la muraille en dedans, de manière à dérober le plus possible la partie qui vient frapper l'autre.

Cheval qui forge. — C'est un défaut très-grave qui expose les animaux à se blesser ou à faire des chutes dangereuses.

Pour y remédier, on abattra les talons des membres antérieurs en se gardant bien de toucher à la pince, ensuite on posera un fer dont les éponges seront très-minces, tandis que la pince sera épaisse.

Pour les pieds postérieurs, on parera fortement la pince sans toucher aux talons, et le fer sera tronqué en ayant soin d'y faire de forts crampons.

FEU

L'application du fer rouge sur les parties vivantes, dans un but curatif, est un puissant moyen pour guérir un bon nombre de maladies, dont le siége gêne la locomotion (marche).

Les instruments dont on se sert pour mettre le feu sont désignés sous le nom de cautères; les uns ont la forme d'un petit marteau dont l'une des extrémités est terminée par une pointe plus ou moins allongée, suivant l'usage auquel on les destine; les autres, au contraire, ont la forme d'une hache dont le tranchant à une longueur de trois centimètres environ.

Quel que soit le cautère que l'on emploie, il faut toujours que la cautérisation s'étende un peu au-delà de la partie malade.

Les cautères doivent être d'un rouge brun d'abord, cerise ensuite, et blanc à la fin.

Si le feu naturel est difficile à poser, il n'en est pas de même du feu volant de MM. Olivier, Renault, Cabaret, Cordier et autres.

L'emploi en est simple; ils peuvent être appliqués par tout le monde : on coupe les poils le plus ras possible, à l'endroit où le feu doit être mis; on prend un linge imbibé du liquide, et on frictionne avec vigueur la partie malade pendant dix minutes à peu près; le lendemain, on recommence la même chose, et ainsi de suite pendant quatre, cinq ou huit jours, suivant la tenacité ou l'âge du mal; ce mode a l'avantage de ne laisser aucune trace de feu après la guérison.

Les mollettes, les écarts, les entorses, les indurations, les kystes, les éparvins au début, disparaissent parfaitement par ces baumes résolutifs.

Cependant, il arrive quelquefois qu'on a besoin d'avoir recours au véritable feu, car le baume ne saurait avoir une action assez puissante pour résoudre certaines affections; c'est ainsi, par exemple, que les abcès qui viennent au poitrail par suite du pincément réitéré du collier, ne sont parfaitement combattus que par une pointe de feu; il faut enfoncer le cautère sans crainte jusqu'au milieu de l'abcès, et panser l'ouverture que l'on vient de faire comme une plaie simple, c'est-à-dire donner des soins de propreté.

Ce que nous venons de dire pour les abcès, s'applique également aux kystes anciens, aux amas de pus, qui se forment dans certaines régions du corps, et aux boiteries déjà anciennes.

Enfin les excroissances anormales, tels que les fics, les poireaux, sont d'abord coupés avec les instruments tranchants et ensuite cautérisés au fer rouge.

FÈVE — LAMPAS

Il arrive souvent que les chevaux ont la bouche échauffée; qu'une salive filante sort de cet organe en assez grande quantité; que le lampas, par son gonflement, dépasse la longueur des dents; dans ce cas, il faut gargariser la bouche de l'animal avec de l'eau vinaigrée, et faire une petite saignée au palais; on y parvient en donnant un coup d'instrument pointu, entre le cinquième et le sixième sillon; car on sait que le lampas est formé par des bandes transversales, désignées sous le nom de sillons.

FICS — POIREAUX

Quand ils sont isolés, on les lie avec du fil ciré ;
s'ils sont gros, réunis en grande quantité, on peut
les cautériser avec un pinceau imbibé d'acide nitrique ou mieux les inciser et les cautériser avec un fer
rouge.

FIÈVRES

On désigne, sous le nom de fièvre en général, un
phénomène complexe, caractérisé par un trouble ap-
porté dans la circulation, avec augmentation sensible
de la chaleur.

Les fièvres sont essentielles ou symptomatiques :

Les premières sont considérées comme des affections générales dans lesquelles il n'existe pas, à la
vue, d'éléments déterminatifs.

Les secondes, au contraire, sont le résultat d'une
phlegmasie quelconque que l'on rencontre toujours
dans l'animal malade.

Symptomes. — Le début de la fièvre est caractérisé
par un refroidissement général de toutes les parties
extérieures du corps (oreilles, cornes, nez, extrémités), par des frissons généraux, par l'abattement,
la nonchalance, et la perte plus ou moins complète de l'appétit ; puis à cet état succède une chaleur très-prononcée de toute l'économie ; il y a accé-
lération de la respiration et de la circulation ; la
bouche est chaude et sèche, la soif inextinguible, les
yeux sont injectés, et l'abattement va toujours croissant jusqu'à ce qu'une sueur plus ou moins apparente, suivant les animaux, vienne mettre un terme
à ces accès.

Traitement. — La première chose à faire est celle-ci : mettre les animaux dans une écurie chaude, bien aérée, leur donner une bonne litière, les couvrir avec une étoffe de laine ; traiter ensuite la maladie qui occasionne la fièvre ; celle-ci disparaîtra avec la cause.

Si la fièvre revêt un caractère intermittent ou tiers, on pratique une petite saignée, on administre 200 grammes de sulfate de soude tous les jours dans une bouteille d'eau, et on continue cette médication jusqu'à guérison ; si, enfin, le sujet attaqué est faible, débile, s'il a le sang pauvre, on administre tous les jours 15 grammes extrait de gentiane et 30 grammes extrait de genièvre dans 100 grammes de miel.

Pour les petits animaux, 1 gramme du premier, 2 grammes du second, dans 20 grammes de miel.

FLUXIONS

PÉRIODIQUES OU LUNATIQUES

La fluxion périodique est une affection qui amène presque toujours la perte de l'œil atteint.

Cette maladie est ainsi nommée par ce que les accès qui la caractérisent se produisent régulièrement tous les quinze jours ou trois semaines ; elle est encore appelée lunatique parce qu'on pensait autrefois que la lune influait sur le retour des accès.

Causes. — Les causes qui déterminent le plus ordinairement cette maladie sont l'habitation des poulains dans une écurie humide, le pacage le matin et le soir dans les marais, les étangs, ou sur le bord des grands cours d'eau ; le séjour dans des pays froids, humides, boisés ; enfin l'hérédité n'est pas la cause la plus petite de la propagation de cette maladie.

Symptomes. — Dès le début, il y a chaleur, douleur, gonflement, et rougeur de la partie malade ; l'œil est à demi ouvert, souvent même complètement fermé ; des larmes tombent avec abondance, et du troisième au cinquième jour, on aperçoit dans l'œil un trouble blanchâtre des liquides contenus dans la chambre antérieure ; plus tard ce trouble devient plus blanc et tombe dans la partie basse de cette même chambre en prenant une teinte feuille morte ; enfin l'œil s'éclaircit pour se retroubler quelque temps après ; puis à la suite de plusieurs accès, il s'arrondit, il devient plus petit, et l'on remarque au fond de cet organe un corps blanc opaque, signe évident de la perte de la vue.

Traitement. — La saignée, les collyres au sulfate de zinc, les sétons au cou, sont les moyens généralement employés.

Ruses des marchands. — Quelquefois les marchands écorchent la paupière pour susciter une maladie visible, et ôter par là toute crainte de fluxion à l'acquéreur ; dans ce cas, il faut faire visiter l'animal par un vétérinaire.

FOURBURE

On désigne sous le nom de fourbure la congestion des parties vivantes contenues dans le sabot du cheval ou du bœuf, avec disposition à se terminer promptement par l'inflammation.

Causes. — Les pieds plats, combles, minces, mal conformés, de grandes courses, une forte nourriture

avec du blé, de l'orge ou de l'avoine, les indiges-
tions, le repos prolongé, ou le travail immodéré sur
un chemin pierreux, les grandes chaleurs ; sont autant de causes pouvant provoquer la fourbure.

Symptomes. — Tristesse, respiration précipitée,
fièvre intense, appétit nul, difficulté de faire mou-
voir l'animal ; on dirait qu'il marche sur des épines ;
reins insensibles, œil rouge injecté, pouls vite et
dur, sabots chauds à la main.

Si ce sont les deux pieds de devant qui sont fourbus, ils sont portés en avant et l'appui ne se fait que
sur les talons, tandis que les pieds de derrière viennent en dessous du ventre, pour porter le plus possible la masse du corps et soulager les membres
malades.

Si, au contraire, ce sont les membres de derrière
qui sont fourbus, les membres de devant sont portés
de manière à supporter la plus grande partie du corps
et à soulager d'autant les membres postérieurs, qui,
eux aussi, sont rapprochés des membres antérieurs.

Quand les quatre pieds sont pris, la position est
la même que dans la fourbure des pieds de devant ;
seulement l'animal semble fiché dans terre, et peut
à peine faire le moindre mouvement.

Traitement. — Diète, boissons blanchies avec
farine d'orge, saignée de 4 à 5 kilog. le jour, réitérée
le lendemain (saignée en pince) ; bains froids tous
les jours, pendant 3 à 4 heures, cataplasmes de
terre glaise, avec vinaigre, sel, et de la suie de
cheminée, qu'on renouvelle matin et soir ; à l'intérieur on administre 150 grammes sulfate de soude
ou 25 grammes de sel de nitre dans une bouteille
d'eau ; recommencer le lendemain et jours suivants
le même traitement, puis frictionner les jambes avec
essence de térébenthine et eau-de-vie.

FOURCHET

MOUTON

Maladie particulière au mouton et à la chèvre, caractérisée par l'inflammation d'un petit canal situé entre les os du pied, et que l'on désigne sous le nom de bifflexe.

CAUSES. — Introduction dans ce canal de poussières, gravier, ou blessures de ce même endroit.

SYMPTOMES. — Gonflement douloureux de la couronne, boîterie intense, sécrétion par l'orifice du canal d'un pus infecte, quelquefois formation d'un abcès pouvant amener un ulcère.

TRAITEMENT. — Il faut mettre des cataplasmes de guimauve sur la partie malade ; ouvrir les abcès, s'ils viennent à se former ; enlever l'ulcère avec l'instrument tranchant, s'il existe, et panser la plaie à la teinture d'aloès tous les jours.

FRACTURES .

Dans la grande majorité des cas, on ne tente presque jamais de remettre les membres cassés, chez le cheval et le bœuf; cela tient à une circonstance principale, c'est la difficulté qu'a l'homme de replacer les parties fracturées, dans leur position normale ; car l'animal cherche sans cesse à se défendre contre le mal qu'on lui fait en voulant remettre les os à leur place ; il maîtrise presque toujours la résistance humaine, et on ne parvient que difficilement à maintenir la juste apposition.

Les fractures chez le bœuf ne sont qu'un demi

mal, car la viande peut être livrée à la boucherie ; mais le cheval étant un animal de travail, sur lequel repose un certain bénéfice, on comprendra parfaitement que l'on n'aura pas atteint son but, si au bout de deux ou trois mois de traitement, on a un animal boiteux ou à jambe torse ; il est donc préférable de faire abattre le cheval plutôt que d'essayer un traitement.

Chez le mouton, le chien et le chat, on peut remettre les membres, en maintenant les parties fracturées à l'aide d'éclisses et de bandes de toile imbibées de blancs d'œufs battus avec de l'eau-de-vie.

GALE

Gale du cheval.

La gale est une affection de peau caractérisée par l'apparition de petites vésicules transparentes renfermant un liquide séreux, limpide, et un petit animal désigné sous le nom d'acare.

Cette affection, contagieuse, a une marche lente et une terminaison redoutable si un traitement approprié n'en arrête pas la marche.

Causes. — Elle attaque les chevaux entiers, ceux qui sont gras, lymphatiques, qui travaillent peu, ceux qui habitent des écuries humides, malpropres, ceux qui font usage de mauvais aliments, qui sont mal pansés ; enfin la contagion est la cause la plus redoutable.

Symptomes. — Apparition de petites vésicules soulevant la peau, vive démangeaison, poils hérissés, suintement particulier d'un liquide qui, en se concrétant, forme des croûtes plus ou moins larges, chute des poils, épaississement et plissement de la peau aux endroits malades, développement du mal à l'encolure, au garrot, à la nuque d'abord, puis sur tout le corps après.

TRAITEMENT. — Séparer le malade des animaux sains, bien nettoyer les harnais, la crèche, les rateliers avec de l'eau savonneuse d'abord et de l'eau de chaux ensuite, de manière à détruire le principe contagieux ; couper les crins où est le mal, laver la partie affectée avec de l'eau de savon, employer ensuite un mélange de partie égale de goudron et de savon vert; une seule application suffit pour guérir la gale; passer un séton au poitrail, et tous les 4 jours faire prendre 15 grammes d'aloès dans 100 grammes miel.

Il faut donner une bonne nourriture aux malades.

Gale du mouton.

Cette affection est des plus redoutables, car en faisant tomber la laine, elle occasionne une perte considérable au propriétaire.

CAUSES. — Les pays de mauvaise culture, ceux qui sont froids, humides, une bergerie malpropre, le défaut de soins, la stérilité chez les brebis, les vieux béliers et la contagion sont les causes principales de la gale du mouton.

SYMPTOMES. — Les animaux cherchent les corps durs pour se frotter, la laine se frise aux endroits malades, et la peau apparait, avec une couleur rouge, couverte de petites vésicules. Plus tard la laine se détache ; elle est cassante et n'a pas son brillant ordinaire ; les vésicules se réunissent peu à peu en plaques de largeur variable, un liquide séreux coule, se concrète et forme des croûtes plus ou moins grandes ; à ce moment la peau est ridée, plissée et épaissie, une ulcération suppurative se déclare aux yeux, et les animaux meurent avec une diarrhée épuisante.

TRAITEMENT. — Il faut séparer les animaux sains des malades, puis tenir ceux-ci très-proprement, leur donner une bonne alimentation, et les frotter vigoureusement avec de l'eau d'ellebore (25 gramm. par litre d'eau).

Si les moutons sont tondus, le moyen le plus expéditif est le bain de M. Clément, chef de service à l'école d'Alfort ; ce bain est composé de : acide arsénieux 1 kilog., sulfate de zinc 5 kilog., eau 100 litres ; on fait bouillir le tout dans une chaudière pendant quelques minutes, puis on verse le liquide dans un cuvier, on y met le mouton pendant trois minutes en ayant soin de le bien frotter avec une brosse de chiendent.

Les animaux doivent être ensuite exposés au soleil, ou mis dans une bergerie close, à l'abri du vent, sans paille ni fumier pendant la première journée et la première nuit, sans quoi ils pourraient s'empoisonner.

Il est important aussi que ceux qui se servent d'un semblable bain se lavent bien les mains et les bras après leur travail, et que l'eau du cuvier soit jetée dans un trou ou sous le fumier.

Gale du chien et du chat.

Il existe, sur le chien, une foule de maladies de peau auxquelles on a donné le nom impropre de gale ; l'acare que l'on rencontre chez tous les animaux atteints de cette affection n'a été que très-peu observé et mal étudié chez le chien.

Le docteur Simon a bien rencontré un petit insecte dans une maladie de peau, qui pour cette raison a reçu le nom de simonide ; mais on ne saurait le comparer à l'acare de la gale des autres animaux.

CAUSES. — Castration ; nourriture composée exclusivement de viande, de pain de creton ; stérilité ; habitation dans des lieux humides ou malsains, et la contagion.

SYMPTOMES. — Sous le ventre, à la face interne des cuisses, aux oreilles, sur le dos, aux yeux, autour des articulations, se développent de petits boutons rouges se propageant avec une grande rapidité ; des croûtes se forment, la peau s'épaissit et se plisse, et bientôt les yeux devenant chassieux, sont frappés d'une ophthalmie sérieuse.

Le dedans des oreilles peut également devenir le siége d'un catarrhe, de manière que si on traite la gale, la maladie des oreilles apparaît avec une intensité effrayante et *vice versa*.

TRAITEMENT. — Couper les poils, s'il est nécessaire, bien savonner le malade, puis le plonger dans un bain composé de : sulfure de potasse 500 grammes, fleur de soufre 500 grammes, alun 100 grammes, poudre de noix de Galle 50 grammes, acide sulfurique 10 grammes, eau chaude 50 litres ; il faut saigner le chien un jour avant le bain, puis le purger deux ou trois fois avec 25 à 40 grammes de sulfate de soude dans un décilitre de petit lait. Trois jours après, on passe le chien à l'eau de savon.

Quel que soit le traitement employé, il est toujours bon de saigner et de purger le malade.

GANGRÈNE

On désigne sous ce nom la mortification de certaines parties du corps, avec une tendance à se propager aux parties environnantes.

La gangrène apparaît à la suite de certaines opérations (castrations, sétons, plaies); elle est caractérisée par un engorgement chaud et douloureux, avec sécrétion d'un liquide sanguinolent répandant une odeur infecte; plus tard la respiration s'accélère, le pouls devient petit et dur, des phlyctènes se déclarent sur l'engorgement, la partie devient froide, insensible, le pouls ne bat presque plus, les forces manquent, la diarrhée arrive, et l'animal succombe peu de temps après.

TRAITEMENT. — Retirer de la plaie toutes les parties mortifiées, et cautériser avec un tampon imbibé d'eau de Rabel ou d'acide nitrique; emploi journalier de la poudre de Corne dans la plaie, à l'intérieur 50 grammes d'acétate d'ammoniaque par jour dans un litre d'eau et de vin.

GOURMES

Sous ce nom on désigne une affection particulière à l'espèce chevaline, attaquant spontanément les animaux de 2 à 5 ans, et pouvant se transmettre par contagion aux chevaux de tout âge.

CAUSES. — Les variations atmosphériques, les pluies, les vents, les courants d'air, la bonne nourriture, et principalement le changement de localité, comme cela arrive presque toujours pour les jeunes chevaux qui sortent du pays, sont les causes ordinaires de cette maladie.

Symptomes. — Au début, fièvre légère, tristesse, appétit presque nul, tête pesante ; plus tard, fièvre plus grande, yeux rouges chassieux, jetage par le nez de matières purulentes d'un blanc jaunâtre, engorgement des ganglions situés sous la ganache, formation d'abcès ayant une tendance à se reproduire plusieurs fois à la même place, toux grasse et pénible, bouche remplie d'une salive filante, déglutition devenue presque impossible par le gonflement des parties qui environnent la gorge.

Mais l'affection ne suit pas toujours une marche aussi régulière ; il arrive assez souvent que des abcès se forment au poitrail, sous les oreilles, au fourreau, à l'aine ; d'autres fois, et c'est le cas le plus sérieux, il se déclare une fluxion de poitrine, une entérite avec tendance à la formation de foyers purulents dans la trame ganglionnaire de ces mêmes organes.

Traitement. — Diète, écurie chaude, une bonne couverture en hiver, fumigation de 15 minutes par jour avec de l'eau de son, faire prendre tous les matins 30 grammes poudre guimauve, autant de poudre réglisse dans 100 grammes de miel.

Si l'engorgement sous la ganache est volumineux, il faut faire des onctions de populéum tous les jours et mettre une peau d'agneau sous la gorge ; l'abcès étant formé, on l'ouvre et on le panse avec du gros vin.

S'il arrive une pneumonie ou une entérite, voir ces maladies pour le traitement.

HERNIES

INGUINALES INTERMITTENTES

On désigne sous le nom de hernie inguinale intermittente la descente momentanée de l'intestin dans les bourses.

Symptomes. — Les symptômes qui caractérisent cette affection sont : la présence d'une tumeur avec ou sans douleur, selon que la hernie est chaude ou froide.

Dans l'un et l'autre cas, on remarque une gêne plus ou moins grande dans les membres de derrière.

L'affection apparaît pendant le travail, et elle disparaît pendant le repos.

Traitement. — Nul.

IMMOBILITÉ

Affection nerveuse dont les causes sont encore peu connues.

Symptomes. — Air stupide, tête lourde, basse, oreilles droites et sans mouvement, yeux fixes ; quand l'animal mange son foin, il le prend et le triture lentement, ou le garde dans la bouche, plus ou moins longtemps, sans l'avaler ; si on lui présente de l'eau, il plonge sa tête jusqu'au fond du seau, et ne la retire que pour respirer. Enfin, ce qu'il ne faut jamais oublier, c'est l'impossibilité dans laquelle se trouve le cheval immobile de tourner en cercle, ou de reculer.

Traitement. — Nul.

ICTÈRE

OU JAUNISSE

L'ictère est une affection du foie dans laquelle la sécrétion de la bile est augmentée.

Causes. — Quant aux causes qui la déterminent, elles sont encore inconnues. Quoiqu'il en soit, cette maladie a une marche régulière et une terminaison généralement heureuse, excepté chez le chien où elle est presque toujours incurable.

Symptomes. — Les yeux, la bouche, les cavités nasales, tout le corps, en un mot, prennent une teinte jaune, l'appétit est perverti, c'est-à-dire que l'animal mange du cuir, des morceaux de plâtre, etc.

Chez la bête à laine, on remarque assez souvent un gonflement œdémateux sous le ventre, sous la poitrine, ou sous la ganache.

Traitement. — On administre au cheval tous les matins, dix grammes d'aloës en poudre dans un décilitre d'huile, ou une bouteille de jus de carottes.

On continue ce traitement pendant six à sept jours, puis on tonifie ensuite le malade.

Le mouton est soumis à une bonne nourriture : de l'avoine, des vesces, etc. ; un semblable régime guérit ordinairement ces animaux.

Les quelques guérisons que l'on a pu obtenir sur le chien ont été dues à la crème de tartre en dissolution dans du jus de carottes; dans ce cas, on écrase bien une livre de cette plante dans une bouteille d'eau chaude, puis on en exprime le jus en serrant le résidu entre deux linges ; ceci fait, on prend environ la huitème partie de ce liquide, on y dissous de deux à cinq grammes de crème de tartre, suivant.

la grosseur du chien, et on lui fait avaler trois ou quatre potions semblables par jour.

Le jour suivant, on recommence la même chose avec le restant du liquide. Il est bon aussi de lui faire prendre tous les jours un bain de son ou de guimauve, et de le maintenir ensuite sur une bonne couverture dans un endroit chaud et sec.

JAVART

On désigne sous ce nom la mortification d'une partie de tissus, d'un cartilage ou d'un fibro-cartilage.

On distingue quatre espèces de javarts : 1° le cutané ; 2° le tendineux ; 3° l'encorné ; 4° le cartilagineux.

Javart cutané.

1° Le javart cutané a son siége au boulet, à la couronne ou au paturon.

Causes. — Il reconnaît pour causes les contusions, et les boues acres et irritantes.

Symptomes. — Aux endroits ci-dessus indiqués se développe une tumeur rouge, chaude, douloureuse ; l'animal boite fortement, bientôt un abcès apparaît, il s'ouvre et entraîne avec lui une partie de peau plus ou moins grande, désignée sous le nom de bourbillon.

Traitement. — Bains et cataplasmes de guimauve, jusqu'à la chute du bourbillon ; ensuite pansement de la plaie à la teinture d'aloës.

Javart tendineux.

2° Le tendineux est souvent la complication du premier ; c'est l'inflammation des tendons et des aponévroses qui se trouvent situés dans la région malade avec formation d'abcès et de gangrène partielle de leurs tissus; affection toujours très-sérieuse.

Symptomes. — Forte boiterie, fièvre de réaction intense, tumeur rouge, chaude, très-douloureuse; formation d'un abcès dans les parties profondes des tendons et des aponévroses; fistules aboutissant au point gangrené, quelquefois inflammation des gaines ou des articulations voisines.

Traitement. — Il faut se hâter de débrider l'abcès, faire des bains et des cataplasmes, comme plus haut, puis panser la plaie à la teinture d'aloès, et s'il existe une fistule, la cautériser au fer rouge.

Javart encorné.

3° Le javart encorné est l'inflammation du bourrelet avec formation d'un abcès; affection très-douloureuse, occasionnant une boiterie des plus intenses, gangrène d'une partie du *bourrelet*, décollement du sabot à son origine, sécrétion de pus plus ou moins grande; il peut aussi se compliquer d'inflammation et de gangrène des parties environnantes.

Traitement. — Amincir le sabot près du mal, percer l'abcès, cataplasmes et bains émollients.

Javart cartilagineux.

4° Le javart cartilagineux est la mortification d'une partie du cartilage de l'os du pied.

Causes. — Il a pour causes les coups portés sur cette région ou les plaies suppuratives environnantes.

Symptomes. — Dans ce cas-ci, la tumeur est dure, peu douloureuse; de cette tumeur sort par une ou plusieurs ouvertures, appelées fistules, un pus abondant, mal lié, sans odeur ; la boiterie est très-peu apparente, quelquefois même elle n'existe pas.

Comme tous les javarts, ce dernier peut se compliquer de l'inflammation des parties voisines et amener de graves lésions.

TRAITEMENT. — Le plus simple et celui que l'on doit employer est le procédé de M. Mariage ; il consiste à injecter dans les trous, avec une petite seringue, matin et soir, de la liqueur de Villate.

LADRERIE

Maladie particulière aux porcs, caractérisée par la présence dans les tissus vivants d'une quantité considérable de petits vers appelés cysticerques.

CAUSES. — Les causes de cette affection incurable sont la mauvaise nourriture, la malpropreté et les écuries humides.

SYMPTOMES. — Le porc paraît très-faible, la peau est blanche, et sous la langue on remarque de petites vésicules transparentes contenant un liquide séreux.

TRAITEMENT. — Nul.

Il faut abattre l'animal, car on peut en manger la viande, mais elle croque sous la dent et est peu nutritive.

MALADIES CONTAGIEUSES

On désigne sous le nom de maladie contagieuse, une affection qui a l'affreuse propriété de se transmettre de l'animal malade à celui qui est sain.

Lorsqu'une maladie contagieuse se déclare dans un endroit, elle attaque quelques sujets çà et là : c'est le *début*. Plus tard, elle frappe et tue une grande quantité d'animaux ; c'est la période d'*état*. A cette seconde période succède le *déclin*, annoncé par une diminution notable des malades, et par la guérison plus facile des animaux.

Les maladies contagieuses se propagent par virus fixes ou volatils, par la cohabitation, les aliments et les boissons, et même les vêtements :

Voici les articles du Code pénal qui ont trait aux maladies contagieuses :

Articles 459, 460, 461, 462, plus l'arrêt du Conseil d'Etat du roi, du 16 juillet 1784.

Ces articles condamnent à un emprisonnement de six jours à cinq ans, et de 16 à 500 fr. d'amende, le propriétaire ou gardien d'animaux qui n'aura pas :

1° Fait, aussitôt l'apparition de la maladie dans son étable, la déclaration verbale ou par écrit, au maire ou au commissiaire de police de son endroit, de ce qui existe chez lui ;

2° Tenu enfermés les animaux malades et ne les aura pas séparés des animaux sains ;

3° Reçu les autorités et les vétérinaires, répondu à toutes les questions au sujet de ses animaux, ne les aura pas conduits partout dans les étables, et surtout aura caché des malades ;

4° Enfoui les cadavres avec peaux, chairs et ossements, à dix pieds de profondeur et à 100 toises au moins d'une habitation ;

5° Désinfecté les lieux et les harnais ; on y parvient en lavant les crèches, les rateliers, les murs à l'eau de chaux, en dépavant les écuries, en enfouissant sous terre les fumiers des étables infectées, en brûlant de la poudre, du goudron dans les écuries ; les brosses, les étrilles, les couvertures, les harnais seront également détruits ou grattés et bien lavés à l'eau de lessive.

CONDUITE A OBSERVER PAR LES AUTORITÉS

Les autorités sont : MM. les préfets, les sous-préfets, les maires, les adjoints et les commissaires de police ; ils doivent veiller avec une grande vigilance à ce que toutes les précautions convenables soient prises pour arrêter le plus vite possible les maladies contagieuses. Les maires peuvent prendre immédiatement des arrêtés sur les mesures à suivre avant d'en avoir reçu l'ordre de l'autorité supérieure, ils informent au plus tôt MM. les préfets et sous-préfets de ce qu'ils ont fait, et de ce qui existe dans leur commune.

MALADIE DES CHIENS

La maladie dite des chiens étant la réunion de plusieurs affections, nous allons les passer en revue de manière à ne pas confondre les traitements.

Le plus souvent cette affection débute par une bronchite, sous l'influence de causes pas toujours bien déterminées ; cependant il est digne de remarque que les chiens de race, exposés à une température humide, mal couchés, contractent très-souvent la maladie.

D'autre fois elle apparaît sur les sujets les mieux soignés, je dirai même trop bien soignés ; car pour moi, choyer un chien, en le mettant coucher sur des couvertures, en lui donnant du lait, du sucre, rien que de la viande, c'est, non pas déterminer la maladie, mais empêcher singulièrement sa guérison, lors même qu'on emploie un traitement bien entendu.

· Un jeune chien doit avoir sa liberté dans la journée, jouer, courir, manger de tout ce qui est à la cuisine, sans préparation spéciale ; le soir il doit être rentré dans un endroit propre, bien aéré, et sur une bonne litière ; cela dit, passons aux symptômes de la bronchite.

Symptomes. — Au début, écoulement par [le nez d'une matière séreuse d'abord, plus épaisse ensuite, devenant purulente au bout de quelque temps, en formant croûte au bout du nez ; toux petite, s'aggravant au fur et à mesure que le mal fait des progrès, et devenant bientôt quinteuse. A ce moment l'appétit est nul, la fièvre devient très-intense, les yeux sont collés par une matière agglutinative, sale, purulente, le sujet maigrit considérablement, les yeux rentrent dans leur orbite, et l'animal succombe à une bronchite capillaire ou à une pneumonie, si un traitement bien approprié n'est venu enrayer la maladie.

Traitement. — Il consiste à tenir l'animal bien chaudement, à éviter les courants d'air, et à bien liter le malade. Si le sujet est gros et déjà âgé de six mois à un an, on lui passe un séton au cou ; on lui administre de 5 à 15 centigrammes de kermès tous les matins dans une cuillérée d'eau ou de lait sucré ; si l'animal demande à manger, on lui donne trois fois par jour une soupe faite avec du bouillon gras ou de veau ; si au contraire, l'animal est peu âgé, faible, délicat, il faut éviter le séton, lui donner le kermès le matin, et deux cuillérées de vin de quinquina le soir ; si enfin il sort par le nez une matière purulo-sanguinolente, on peut encore essayer de passer un séton sous la poitrine ; ou y appliquer un large emplâtre de pommade stibiée.

La convalescence doit être soignée en ce qui concerne l'alimentation ; on doit donner au malade une bonne nourriture, en petite quantité, mais souvent répétée dans la journée ; soins de propreté du nez et des yeux.

DEUXIÈME FORME DE LA MALADIE

Catarrhe intestinal.

Cette affection accompagne la bronchite dans la plupart des cas ; cependant elle peut exister seule aussi.

SYMPTOMES. — Rejet fréquent de matière jaunâtre d'abord ; plus tard si le mal n'a pas été enrayé, elle prend une couleur noirâtre, fétide, dyssentérique ; (elle peut aussi débuter sous cette forme,) les yeux sont rouges, violacés, la gueule ouverte laisse échapper une odeur désagréable ; il existe assez souvent des ulcérations sur les gencives.

TRAITEMENT. — Diète, écurie chaude bien aérée ; faire boire au malade dans la journée 30 grammes sirop de coing dans 125 grammes de petit lait, lui passer de 4 à 5 lavements par jour avec de l'eau de riz ou d'amidon. S'il y a dyssenterie, on ajoute à la potion ci-dessus de 6 à 12 gouttes de laudanum ; pour les ulcérations des gencives, on gargarise les parties malades, deux ou trois fois par jour, avec 10 grammes alun en poudre dans 125 grammes eau de rivière.

Chorée ou danse de Saint-Guy.

Il arrive assez souvent qu'à la suite de la maladie, les chiens sont frappés, dans un ou plusieurs membres, d'une contraction involontaire augmentant de plus en plus ; on dirait qu'à chaque instant quelque chose de caché tire le membre pour le lâcher aussitôt.

Cette affection nerveuse, lorsqu'elle ne complique pas la maladie, peut se guérir d'elle-même au bout de 4 à 15 mois ; rarement elle fait mourir l'animal.

Traitement. — Faire boire 5 centilitres de vin de quinquina par jour ; bonne nourriture, souvent promener le malade.

Convulsions chez le chien.

Affection nerveuse très-sérieuse, attaquant le chien à la dentition, ou ceux auxquels on donne avec abus de la viande ou des sucreries.

Symptomes. — Tremblement général ; les mâchoires s'agitent convulsivement ; une salive mousseuse sort de la gueule ; les yeux pirouettent dans l'orbite ; l'animal tombe, en se livrant à des mouvements désordonnés ; il reste dans cet état un temps plus ou moins long.

D'autres fois la maladie débute par une espèce de rage ; les yeux sont hagards, le malade pousse des cris affreux ; il ne reconnaît plus personne, et mord tout ce qui se trouve à sa portée ; cela ne dure qu'une minute ou deux.

Traitement. — Si le sujet est fort, séton au cou, lui faire prendre de 15 à 30 grammes sirop de nerprun par jour, lui tenir constamment sur la tête de l'eau froide salée. Guérison douteuse.

MALADIE DES DENTS

Si un animal mange difficilement, ou qu'il tire son foin pour former une pelote, qu'il laisse ensuite dans sa mangeoire, il faut ouvrir la bouche du cheval, examiner si les dents sont irrégulières, et faire sauter les parties saillantes avec une gouge ; s'il y a carie, il faut faire arracher la dent avec le davier.

MASTOÏTE. — MAMMITE

INFLAMMATION DU PIS OU DES MAMELLES

On désigne sous le nom de mastoïte, l'inflammation aiguë des mamelles.

Cette affection a une marche assez rapide et se termine de quatre manières : 1° par la résolution ; 2° la suppuration ; 3° la gangrène ; 4° le passage à l'état chronique.

CAUSES. — Le séjour trop prolongé du lait dans les mamelles ; les coups de tête que donnent les jeunes veaux lorsqu'ils tètent la mère ; les chutes que font souvent les animaux lorsqu'ils franchissent un obstacle ; les coups que certains gardiens portent volontairement sur cette région ; les étables sales ; un premier vélage, sont les causes ordinaires de la mammite.

D'autres fois enfin, elle apparaît sans qu'on en puisse reconnaître la véritable cause.

SYMPTOMES. — Les symptômes qui caractérisent cette affection varient suivant la terminaison ; dès le début, les mamelles sont rouges, luisantes, tuméfiées, chaudes et douloureuses ; le lait, qu'avec difficulté on retire de cet organe, est sanguinolent et coagulé ; cette couleur rouge du liquide a souvent fait dire au public que la vache ou la brebis avait été tétée par une couleuvre ou un crapaud ; c'est donc, comme vous le voyez, une grosse erreur.

Il est encore essentiel de dire que cette affection peut n'attaquer qu'un, deux, trois ou tous les quatre mamelons à la fois ; rarement la bête perd appétit lorsqu'un seul est attaqué, tandis que le contraire a lieu si deux ou trois sont pris ; il y a une fièvre très-intense, et la bête est presque constamment métorisée (biffée).

Voici maintenant la manière de reconnaître les terminaisons :

1° La résolution est la plus heureuse ; elle s'annonce par la disparition complète et sans retour des phénomènes qui caractérisent cette affection : en un mot, c'est la guérison radicale.

2° La suppuration est plus sérieuse ; elle se reconnaît par un gonflement considérable de la glande, et bientôt on remarque sur cet organe une ou plusieurs tumeurs circonscrites, rouges, douloureuses, laissant percevoir au doigt la présence d'un liquide ; l'affection faisant des progrès, ces tumeurs deviennent bleuâtres et percent peu de temps après, en laissant couler un pus crémeux de bonne nature.

3° La gangrène est la plus sérieuse de toutes les terminaisons, attendu qu'elle peut amener promptement la mort ; elle se manifeste au début par un gonflement considérable des mamelles ; ce gonflement se propage vers les veines mammaires (portes du lait), et fait dire au vulgaire que la bête est sous le coup du charbon ; plus tard, les mamelles deviennent bleuâtres, l'animal refuse de manger ; le pouls est petit, vite et presque insensible ; et, bientôt, une partie de cet organe tombe laissant une plaie énorme, entrecoupée de brides artérielles que la gangrène n'a pu détruire.

4° Le passage à l'état chronique est l'induration des mamelles, et la perte complète du lait.

Traitement. — La première chose à faire lorsque le mal débute, c'est de traire la bête et de lui laver les mamelles avec le lait; ensuite on passe un bandage de manière à soutenir le pis; plusieurs fois par jour, on lave la partie malade avec de l'eau de graines de lin ou de guimauve, puis on fait une oction de pommade de peuplier; si l'inflammation est très-intense, l'animal est mis à la diète; on pratique une saignée de trois à quatre kilog. ; quelques lavements d'eau de son lui sont donnés dans la journée.

Quand l'affection doit se terminer par la suppuration, on suit d'abord le même traitement; puis on pratique des mouchetures dans l'engorgement qui est sous le ventre; et une fois qu'on sait que le pus existe dans la mamelle, on ouvre l'abcès; on fait sortir le pus plusieurs fois dans la journée, et l'animal guérit le plus ordinairement.

Lorsque la gangrène se déclare, on saigne l'animal; on tâche de faire sortir la partie morte; si on réussit, on fait des injections dans la plaie avec du gros vin, mélangé à une infusion de plantes aromatiques. Si, malgré ce traitement, la plaie n'a pas une belle couleur rose, on force l'animal de prendre tous les matins deux décilitres de vin de quinquina; on fait des injections avec l'eau-de-vie camphrée ou de l'essence de térébenthine, et on emploie la poudre désinfectante; si malgré ce traitement, la résorption arrive, l'animal meurt peu de temps après.

MÉLANOSE

La mélanose, encore désignée sous le nom d'hémor
roïde, est une affection assez commune chez les chevaux qui ont le poil blanc ; elle peut attaquer tous
les organes de l'économie, mais elle se fixe ordinairement à l'extérieur, autour de l'anus, du pénis, de
la vulve ; là, elle apparait sous forme de tumeurs
d'un noir ardoizé, bosselées ; au bout d'un certain
temps, ces tumeurs se ramollissent, se percent, et il
sort de l'intérieur un liquide noir comme de l'encre.

TRAITEMENT. — Soins de propreté ; généralement
incurable.

MAXILLITE

ABCÈS SOUS LA GANACHE

Il existe deux glandes salivaires situées sous la
ganache et auxquelles on a donné le nom de maxil-
laires. C'est à l'inflammation de ces glandes que sont
dus la plupart des abcès que l'on remarque dans cette
région.

CAUSES. — Les causes qui déterminent cette affection sont l'introduction de corps étrangers (avoine
ou foin), dans les canaux qui amènent la salive
dans la bouche. Les conduits de ces glandes viennent s'ouvrir au milieu d'un petit prolongement situé de chaque côté de la langue ; ces prolongements,
désignés sous le nom de barbillons, sont malheureusement souvent coupés par les maréchaux dans le
cas où les chevaux ont, dit-on, les barbes ; il est
facile de comprendre que la section de ce petit
pavillon laisse une large porte qui favorise l'intro-

duction de corps étrangers dans ce petit tube et prédispose les animaux à cette affection.

Symptomes. — L'animal ne mange plus aussi bien qu'à l'ordinaire ; la bouche contient une grande quantité de salive filante, répandant une odeur infecte ; d'un côté de la langue, le canal de la glande est rouge, bosselé et contient un liquide d'une odeur semblable à celle de la salive ; enfin, il y a sous la ganache un engorgement plus ou moins considérable, suivant la grandeur de l'abcès.

Traitement. — Le traitement est simple : il consiste à ouvrir, à l'aide d'un canif ou d'un instrument pointu, les bosselures que l'on rencontre sur le conduit, et à laver plusieurs fois par jour la bouche de l'animal avec de l'eau vinaigrée.

Quant à l'engorgement situé sous la ganache, le pus étant reconnu, on ouvre l'abcès avec le même instrument, et l'on injecte dans la cavité un peu de vin ou de cidre tiède.

MÉTÉORISATION. — TYMPANITE. — BIFFURE

DES BOEUFS ET DES MOUTONS

On désigne sous ce nom la fermentation de matières alimentaires contenues dans le rumen (panse), avec dégagement considérable de gaz.

On distingue trois sortes de météorisations : la simple, celle avec surcharge, et la symptomatique.

Causes. — Au printemps, les trèfles, les fourrages mouillés, les pommes de terre cuites au feu ou au four, les balles de blé, d'avoine, les choux, les feuilles des prairies artificielles donnés en grande quantité, l'usage du coquelicot ou pavot rouge des champs et le défaut de temps aux animaux pour ruminer sont les causes principales de la météorisation.

SYMPTOMES DE LA SIMPLE. — Quelque temps après le repas, le flanc gauche se gonfle énormément, la tête est allongée, les pattes de devant un peu écartées, la respiration difficile; enfin il y a imminence d'asphyxie.

TRAITEMENT. — Une bonne écurie, une bonne litière, saignée de trois kilog. pour les bœufs ; pour les moutons une saignée ordinaire ; mettre une couverture mouillée sur l'animal, lui faire boire deux litres d'eau fortement salée, 500 grammes, avec 30 grammes *d'ammoniaque*, ou mieux une égale quantité d'eau de javelle ; si, malgré tout cela, l'affection ne cède pas, il faut sans crainte enfoncer un couteau pointu dans le flanc gauche, le gaz sort avec pétulance, et l'animal guérit ordinairement de lui-même.

SYMPTOMES DE LA SURCHARGE. — Si la météorisation est avec surcharge, les symptômes ci-dessus sont plus violents; la bête ouvre la bouche pour respirer, quelquefois il y a vomissement.

TRAITEMENT. — Il faut inciser le flanc dans une étendue de 8 centimètres, et retirer toutes les matières contenues dans le rumen. Guérison très-douteuse.

LA SYMPTOMATIQUE disparaît avec la maladie qui l'occasionne.

MORVE AIGUE

La morve est une affection qui se présente à l'état aigu et à l'état chronique.

CAUSES. — Les plaies qui ont donné beaucoup de pus, les grands travaux, les écuries humides, la mauvaise nourriture, les maladies de peau anciennes, comme la gale négligée, sont les causes ordinaires de la morve; mais la plus redoutable de toutes, c'est la contagion.

Symptomes. — Les symptômes qui caractérisent cette affection se réduisent à trois principaux :

1° Engorgement adhérent des ganglions situés sous la ganache;

2° Jetage jaune verdâtre, le plus souvent par une, quelquefois par les deux ouvertures nasales;

3° Présence dans le nez, sur la cloison qui sépare les deux ouvertures, d'ulcérations taillées à pic.

Cependant il est bon d'ajouter que chez certains chevaux, la maladie, avant d'apparaître avec les trois symptômes caractérisés plus haut, s'annonce tantôt par un écoulement de sang par les naseaux, d'autres fois par une boiterie dont le siége est inconnu, par une toux persistante, ou bien encore par un engorgement des testicules (parties).

Mais, je me hâte de le dire, ces quatre derniers symptômes ne sont pas toujours les signes certains de l'apparition de la morve.

Traitement. — Le traitement se réduit à peu près à zéro; car le nombre de chevaux véritablement morveux guéris est si restreint, que la maladie doit être regardée dans l'immense majorité des cas, pour ne pas dire toujours, comme incurable.

Si les moyens curatifs sont nuls, il n'en est pas de même des moyens préservatifs.

Cette affection étant essentiellement contagieuse, elle se communique à tous les animaux avec lesquels l'animal qui en est affecté est en rapport; à tous ceux qui sont revêtus des harnais qui ont servi au malade; à tous ceux qui ont bu, mangé, ou habité ensemble.

Il convient donc de prendre beaucoup de précautions contre cette terrible maladie.

Si donc un cheval, un âne ou un mulet se présente avec un des symptômes désignés plus haut, il faut le séparer des autres et ne pas le laisser communiquer avec eux jusqu'au moment où un homme de l'art soit venu confirmer que le mal existe ou non.

Enfin si l'un des symptômes ci-dessus fait craindre l'affection, il faut tout faire pour éviter qu'elle ne se déclare.

MOLETTES

Petites tumeurs molles, de grosseur variable, que l'on rencontre au-dessus du boulet, principalement chez les chevaux jeunes auxquels on fait exécuter de grandes courses ou de violents travaux.

TRAITEMENT. — Une bonne friction de feu volant, ou feu en raie.

NERF-FÉRURE

On désigne sous ce nom une affection caractérisée par un gonflement plus ou moins grand de la région des tendons situés au-dessus du boulet des membres antérieurs, et occasionnée par des coups portés sur cette partie par les pieds postérieurs.

SYMPTOMES. — Boiterie, bouleture, engorgement chaud de la région contusée.

TRAITEMENT. — Mettre un fer à crampons et un vésicatoire sur tout l'engorgement; trois jours après, saindoux ou beurre frais tous les matins; feu en raie, si le mal est très-grave, et comme dernier moyen, la section du tendon profond et quelquefois du superficiel.

NOIR MUSEAU. — BOUQUET. — FAUX NEZ. — FEU SACRÉ. — VIVROGNE

Cette affection est particulière au mouton et à la chèvre; elle est caractérisée par la présence sur le nez, autour des lèvres, de petites vésicules contenant une sérosité qui, en se concrétant, forme des croûtes noirâtres très-adhérentes.

Causes. — Cette affection paraît être le résultat de la malpropreté ou de l'usage du sainfoin.

Traitement. — Bien nettoyer le nez avec de l'eau de savon, puis y mettre tous les jours de la pommade mercurielle en petite quantité, recouverte ensuite par de l'huile de cade, du goudron, ou de la pommade d'helméric.

NYMPHOMANIE

Affection particulière aux femelles, caractérisée par un désir effréné de voir le mâle; elle a pour résultat de donner quelquefois des coliques, de faire perdre une partie de l'appétit, d'amener un amaigrissement considérable en peu de temps.

Le plus souvent, les femelles atteintes de cette affection n'emplissent pas.

Traitement. — Petite saignée réitérée le lendemain, diète, eau à la farine d'orge, injection dans la vulve (naissance) d'eau froide, quatre fois par jour, avec une seringue, faire boire 2 grammes de camphre dans une bouteille d'eau.

ŒDÈME, OU CHARBON VOLANT

On donne ce nom à un dépôt plus ou moins rapide de sérosité (eau rousse) ayant son siége le plus ordinairement dans le tissu cellulaire, situé entre cuir et chair. L'œdème attaque le plus souvent les membres et le dessous du ventre.

CAUSES. — Les pluies, les brouillards qui arrivent au printemps et en automne, les variations brusques de l'atmosphère, les arrêts de transpiration sont les causes de l'œdème.

SYMPTOMES. — Tout à coup apparaît aux membres, sous le ventre, un gonflement œdémateux augmentant avec une rapidité effrayante; tantôt ce gonflement est froid, insensible, d'autres fois chaud, douloureux; si c'est aux membres, l'animal boite quelquefois beaucoup; il y a fièvre intense, perte d'appétit et respiration accélérée; le doigt porté sur la partie malade laisse une empreinte plus ou moins profonde, suivant la pression.

Cette affection, par son début rapide, paraît le plus souvent beaucoup plus alarmante qu'elle ne l'est réellement.

TRAITEMENT. — Sous le ventre, on donne de 25 à 30 coups de flamme dans l'engorgement ou 5 à 6 pointes de feu qui percent la peau, puis on met tous les jours, sur du son ou de l'avoine, de 15 à 30 grammes sel de nitre, suivant la grandeur du cheval ou du bœuf, et de 2 à 4 grammes au mouton et au chien; si c'est aux membres de devant, on passe un séton au poitrail, et un à la fesse si c'est à ceux de derrière; frictions journalières avec du vin et de l'eau-devie, en parties égales; petites promenades au soleil.

ORCHITE

MALADIES DES TESTICULES (PARTIES)

C'est l'inflammation du tissu propre du testicule (parties), maladie toujours grave.

CAUSES. — Les coups portés sur cette région, le frottement des traits, les courses rapides, la monte plusieurs fois répétée dans la journée sont les causes de l'orchite.

SYMPTOMES. — Marche pénible, reins insensibles, douleur très-vive au toucher du testicule, appétit presque nul, fièvre intense; puis quelques jours après apparaît à la partie malade un gonflement plus ou moins grand qui peut se terminer par la gangrène ou la formation d'un abcès.

TRAITEMENT. Diète sévère, saignée ordinaire réitérée le lendemain, cataplasmes de farine de graine de lin maintenus constamment sur la partie malade par un suspensoir, quatre lavements émollients par jour. Si la terminaison arrive par la suppuration ou la gangrène, c'est du quatrième au huitième jour ; le traitement dans ce cas est presque nul.

OSTÉOSARCOME

ÉCROUELLES, SCROFULES

Affection cancéreuse attaquant plus spécialement la tête des bêtes à cornes, caractérisée par une tumeur dure, bosselée; plus tard cette tumeur s'ulcère, puis on en voit sortir des matières charnues, rougeâtres, sanguinolentes, sales ; plus tard encore, l'animal maigrit considérablement et finit par mourir dans un épuisement complet.

TRAITEMENT. — On peut guérir en enlevant le mal avec l'instrument tranchant, mais il est préférable de vendre au boucher plutôt que s'exposer à tout perdre.

PARALYSIE

La paralysie est la perte de la sensibilité et du mouvement de tout le corps ou d'une partie seulement.

SYMPTOMES. — Impossibilité de se relever ou de faire agir la partie paralysée.

TRAITEMENT. — Si c'est le train de derrière, il faut couper la queue et laisser saigner pendant 30 minutes; puis placer un séton à chaque fesse.

Feu volant sur le mal, jambes, reins, etc.; si c'est une femelle qui vient de mettre bas, saignée de trois à quatre kilog., frictions à l'essence de térébenthine sur tout le corps; faire boire 100 grammes sulfate de soude dans un litre d'eau; si cela ne suffit pas, on électrise le malade tous les jours.

Quand la paralysie ou paraplégie dépasse quatre à six jours, la guérison est rare; il faut donc agir promptement.

PARTURITION

VÉLAGE, MISE-BAS

C'est l'expulsion du fœtus, ou jeune sujet, du corps de la mère.

Le part est naturel ou contre-nature.

Le part naturel s'effectue chez la jument du 340^e

au 360ᵉ jour ; chez la vache, du 270ᵉ au 290ᵉ jour ; chez la brebis et la chèvre du 140ᵉ au 150ᵉ jour; la truie 115ᵉ à 120ᵉ; la chienne, 60ᵉ à 64ᵉ; la chatte 56ᵉ à 60ᵉ; la lapine, 30ᵉ à 32ᵉ.

Dans le part naturel on reconnaît deux présenta-tations : l'une antérieure, l'autre postérieure.

L'antérieure est annoncée par la présence et la sortie de la tête allongée sur les deux pattes de devant, de manière à former un coing favorisant l'ouverture des passages.

Dans la postérieure, on rencontre les deux pattes de derrière allongées, et la queue abaissée entre les deux membres.

Dans ces conditions, le part s'effectue seul ou peu aidé.

Dans le part contre-nature, le fœtus se présente par le dos, par le côté, le ventre, la tête seule, ou avec une patte, une patte de devant avec une de derrière ; d'autre fois le fœtus est trop gros, renflé, comme dans le cas de mort du jeune sujet; il peut aussi y avoir torsion du col de la matrice, ou un passage trop étroit; c'est là le cas le plus grave. Quelle que soit la présentation contre-nature du fœtus, il faut, par des manœuvres bien entendues, repousser le jeune sujet le plus profondément possible dans l'utérus (portière), de manière à pouvoir, soit avec la main, une corde ou un crochet, saisir une patte d'abord, l'autre patte après, et la tête ensuite ; mais il faut toujours se bien garder de tirer sur le fœtus lorsque vous n'avez pas les deux pattes de devant et la tête, ou les deux pattes de derrière et la queue, car vous vous exposez à blesser la mère et à ne pas réussir dans votre opération.

Si enfin les passages sont trop étroits pour permettre la sortie d'un animal trop gros ou renflé, il faut découper avec précaution les parties du jeune sujet qui sortent par la naissance (vulve).

On y parvient de plusieurs manières : si la tête sort seule, on coupe le cou, puis on introduit la main dans le corps du petit sujet, on en retire la fressure, les intestins, de manière à diminuer le plus possible le volume du fœtus; ceci fait, vous cherchez à saisir les pattes de devant, et vous opérez la traction avec des aides.

D'autre fois, il faut décoller une épaule d'abord, retirer, comme plus haut, les poumons et les intestins, tâcher d'atteindre la tête avec un crochet pointu, la couper, et saisir l'autre patte s'il est possible, pour opérer la sortie du restant du jeune sujet; mais tout cela ne se fait pas toujours sans difficulté, car il peut arriver dans certains cas malheureux, qu'il faille abandonner tout pour récourir à l'opération Césarienne, c'est-à-dire faire venir le petit sujet par le côté, opération presque toujours mortelle, et qu'on ne pratique que très-rarement dans nos campagnes.

PÉRIPNÉUMONIE

CONTAGIEUSE DES BÊTES A CORNES

On désigne sous ce nom l'inflammation du poumon (fressure) et des plèvres (peau fine qui tapisse la cavité interne des côtes où sont situés les poumons.

Maladie très-redoutable et très-contagieuse.

CAUSES. — Elles sont peu connues.

SYMPTOMES. —Fièvre intense, appétit nul, grande tristesse, œil mourant, grande sensibilité au pincement des reins, tête allongée, météorisation (biffûre) persistante, fiente dure, rare, ou très-liquide, répandant une mauvaise odeur; jetage blanchâtre par le nez ; le malade se plaint presque continuellement ; bruit de souffle dans les parties malades ; matité de ces mêmes parties à la percussion, amaigrissement rapide, poils piqués, peau adhérente aux côtes.

TRAITEMENT. — Séparer les malades des animaux sains, puis prendre du liquide contenu dans le poumon d'un animal sacrifié et l'inoculer avec une lancette aux animaux sains; c'est un vaccin qui préserve parfaitement de la maladie ; pour pratiquer l'inoculation, on pique ordinairement la partie inférieure de la queue à deux ou trois endroits différents.

PÉRITONITE

L'inflammation de la muqueuse qui tapisse la cavité abdominale (ou dedans du ventre) a reçu le nom de péritonite, maladie à marche rapide, à terminaison souvent mortelle.

La péritonite est générale quand elle attaque tout le ventre, partielle si elle est limitée à une partie de la muqueuse.

CAUSES. — Peu connues ; arrêts de transpiration, coups portés sur le ventre.

SYMPTOMES. — Tristesse, appétit presque nul, fièvre intense, respiration entrecoupée et tremblottante; si l'on soulève le ventre avec le genoux, l'animal accuse une vive douleur; l'abdomen est ordinairement gonflé par des gaz; toux petite et très-pénible, œil rouge-jaunâtre.

TRAITEMENT. — Saignée ordinaire, répétée le lendemain, diète, lavements émollients, large sinapisme tenant tout le ventre et maintenu pendant quelques heures ; 12 à 15 points de feu pénétrant dans l'engorgement produit par ce revulsif; faire boire au bœuf ou au cheval 50 grammes de crème de tartre le matin et autant le soir, dans un litre d'eau fortement miélée; pour le chien et le mouton, un décilitre et 2 à 4 grammes crème de tartre.

A la mort, on trouve un épanchement dans l'abdomen, une rougeur avec épaissement de la muqueuse malade, et enfin des fausses membranes partant d'un endroit pour aller se fixer à un autre.

PHTHISIE PULMONAIRE OU POMMELIÈRE
VACHE POURRIE

La phthisie est une affection générale dont le siége principal est dans la fressure (le poumon); elle attaque principalement les meilleures vaches laitières.

La marche de cette maladie est très-lente , elle met quelque fois quatre années pour parcourir toutes ses périodes.

Causes. — Les étables étroites, basses, humides, une nourriture composée de résidus des substances ayant servi à la fabrication de la bière, l'hérédité, sont autant de causes qui prédisposent les animaux à la phthisie.

Enfin, une autre cause bien ordinaire dans les pays de riche culture, c'est la grande quantité de nourriture que l'on donne à des vaches qui sortent peu de l'étable, et qui ne sont pas souvent étrillées.

Symptomes. — Dès le début, il est fort difficile de reconnaître par auscultation la présence de tubercules dans la poitrine ; mais cependant on peut avoir de grandes craintes si la vache a une toux forte et

prolongée ; si elle fléchit beaucoup lorsqu'on la pince
sur l'échine, en arrière du garrot ; si enfin on remarque que la quantité de lait est plus grande qu'à l'ordinaire, que ce lait est moins bon et moins crémeux.

Plus tard la respiration devient accélérée, irrégu-
lière et difficile ; elle offre dans le flanc un soubresaut analogue à celui de la pousse.

Un fait digne de remarque, c'est qu'à cette période
les vaches ont ordinairement un désir effréné de voir
le mâle ; rarement elles emplissent, ou alors elles
donnent un produit chétif de peu de valeur.

Plus tard encore, la toux est pénible, sèche et rauque, la percussion de la poitrine est douloureuse.
L'application de l'oreille sur cette même partie donne une absence totale du murmure respiratoire dans
certains endroits.

Enfin, l'animal maigrit considérablement ; il se
météorise (se biffe) à chaque instant, et une constipation assez opiniâtre, prélude d'une diarrhée épuisante, termine le cours de la maladie.

Traitement. — Le traitement curatif est nul ;
comme préservatif, on peut prendre quelques précautions : bien liter l'animal, le nourrir de betteraves,
pommes de terre, navets et son, etc. On peut ainsi
amener un mieux momentané qui permet la vente.

PIÉTIN

Cette affection est particulière aux bêtes à laine ;
elle fut reconnue pour la première fois en France, en
1805 ; elle attaque l'ongle du mouton à la face interne et inférieure ; dès ce moment la bête commence à feindre ; plus tard, la maladie faisant des-

progrès, l'ongle se décolle, se retourne, de manière que la face inférieure prend la place de la face supérieure.

Du pus de mauvaise odeur s'échappe de la partie affectée et fuse vers les talons en décollant entièrement l'ongle ; à ce degré de la maladie, la bête à laine marche sur ses genoux, elle maigrit de plus en plus, tombe dans le marasme et meurt si un traitement rationnel n'a pas enrayé le mal.

Un bon berger, attaché à son troupeau, peut toujours, s'il le veut, avoir des bêtes saines ; il y parvient en traitant l'animal aussitôt qu'il le voit boiter et en évitant la propagation du mal par la contagion ; si, au contraire, il néglige les premiers malades, on est certain que peu de jours après tout le troupeau sera affecté, non-seulement d'un piétin rebelle, mais souvent encore d'une plaie ulcéreuse au sternum (dessous de la poitrine).

Traitement. — Le traitement est curatif et préservatif. Le deuxième consiste à éloigner la contagion le plus possible ; éviter pour cela non-seulement tout contact avec les animaux malades, mais encore le passage du troupeau dans les pâturages où les animaux affectés ont séjourné.

Le mal étant une fois déclaré, il faut le guérir ; pour cela différents moyens sont mis en usage ; si l'animal ne boite que légèrement, on cherche le mal en taillant le pied sans avoir peur de faire sang ; une fois trouvé, vous trempez ce pied dans un lait de chaux, ou bien vous y mettez de la pâte de Plasse : elle est composée de 3 ou 4 parties d'alun calciné, et une partie d'acide sulfurique ; ou bien enfin vous saupoudrez la plaie avec du deuto-sulfate de cuivre (ou vitriol). Cette substance est assez efficace dans le début ; mais lorsque la maladie est ancienne, elle enferme souvent le loup dans la bergerie, c'est-à-dire que sous une croûte qui s'est formée, du pus s'amasse en assez grande quantité et décolle toutes les parties saines ; dans ce cas, il vaut mieux prendre moitié de ce sel, l'unir à autant de goudron et y ajouter quelques gouttes d'acide sulfurique ; mais ce qu'il ne faut pas oublier, c'est de faire une bonne litière aux animaux opérés, car la malpropreté et l'humidité contrarient singulièrement le traitement de cette affection.

Dans le cas où un traitement serait commencé sur un troupeau et qu'une pluie abondante viendrait à tomber, il faut laisser le troupeau à la bergerie plutôt que de le sortir ; il est bien entendu que cette condition, exigée pour la masse, l'est aussi pour quelques bêtes que l'on opère.

AUTRE MIXTURE CONTRE LE PIÉTIN. — Prenez 50 grammes acide acétique, 40 grammes extrait de saturne, 35 grammes sulfate de cuivre en poudre, autant de sulfate de zinc, 60 grammes acide sulfurique ; mélangez le tout et employez la liqueur sur le mal avec un petit pinceau.

PNEUMONIE

FLUXION DE POITRINE

On désigne sous ce nom l'inflammation du tissu propre du poumon (fressure) ; elle peut attaquer tous les animaux.

CAUSES. — Les courses rapides, les arrêts de transpiration, les coups et les chutes sur la poitrine, sont les causes ordinaires de la pneumonie.

SYMPTOMES. — Perte de l'appétit, peau sèche, poils piqués, fièvre intense, muqueuse des yeux rouge injectée, toux petite et douloureuse, respiration fréquente avec un soubresaut bien marqué dans le flanc (comme dans la pousse), jetage couleur de rouille, inspiration longue, expiration courte (dans la pleurésie proprement dite, l'inspiration est courte, et l'expiration longue, voilà ce qui différencie ces deux maladies, qui du reste se traitent de la même manière). Quand on porte l'oreille sur la poitrine, on constate l'absence du murmure respiratoire, et suivant le degré d'ancienneté, un espèce de bruit de soufflet caractéristique ; en frappant avec le poing sur la partie malade, la poitrine ne résonne pas comme dans l'état de santé.

Au bout de 3 à 5 jours, la maladie se termine par la résolution, l'*hépatisation*, la suppuration, la gangrène, et le passage à l'état chronique.

La *résolution* s'annonce par la diminution des symptômes du 3e au 6e jour et par la suppression du jetage rouillé.

La *suppuration* est difficile à reconnaître lorsqu'elle est disséminée.

La *gangrène* est reconnue par des naseaux dilatés, par un air expiré d'une odeur gangréneuse, par un gargouillement particulier dans la fressure, par la couleur jaune pâle des muqueuses, et par un affaiblissement considérable des malades ; le refroidissement des jambes ; le gonflement des membres, du ventre, annoncent une mort prochaine.

Traitement. — Il faut chercher à localiser la maladie, car rarement elle attaque les deux poumons à la fois, et ce qu'il y a de particulier, c'est que le poumon gauche est pris huit fois sur dix.

Diète, bonne écurie, bonne couverture, saignée ordinaire, réitérée le lendemain ; frictions avec une brosse sur tout le corps ; fumigations deux fois par jour d'eau de guimauve pendant un quart d'heure ; tous les matins, faire manger avec une petite palette de bois, 100 grammes miel avec 30 grammes poudre de réglisse et autant de guimauve ; donner de 4 à 8 grammes d'émétique par jour dans de l'eau blanche ; mettre un bon vésicatoire ou deux sétons sur les côtes où est le mal ; quand le malade semble aller mieux, recommencer doucement à donner la nourriture ordinaire.

POUSSE

On désigne sous le nom de pousse une altération de la respiration, se manifestant dans le flanc par un soubresaut encore appelé coup de fouet ; que cette altération vienne d'une maladie de cœur, d'une névrose, d'une hernie diaphragmatique, ou d'une emphyzème pulmonaire, elle est incurable dans l'immense majorité des cas, et ne peut être que légèrement palliée (soulagée).

Causes. — Il est à remarquer que presque tous les bons chevaux, ceux qui ont fait un long et rude service, sont poussifs ; cela s'explique facilement : l'emphysème pulmonaire étant la principale cause de la pousse, dans un violent effort que font les animaux en tirant, il peut y avoir déchirure des vésicules pulmonaires (emphysème), et par conséquent pousse.

Les chutes, les mouvements violents des chevaux qui se relèvent ou se débattent, les maladies de poitrine, les rhumes, sont les causes qui peuvent encore déterminer la pousse ; enfin, la trop grande quantité de foin donnée à un cheval le prédispose à cette affection.

Symptomes. — Les symptômes qui caractérisent la pousse sont :

1° Un soubresaut ou temps d'arrêt que l'on remarque dans les flancs, quand l'animal inspire ou expire l'air contenu dans le poumon ;

2° Un toux petite, sèche et sans rappel ;

3° Enfin l'apparition presque constante autour des ouvertures nasales, d'un ou de plusieurs petits flocons d'une mousse blanchâtre et crémeuse.

La pousse est incurable ; mais on peut simuler une guérison pendant un certain temps : c'est en donnant au cheval plusieurs purgatifs de suite, qui débarrassent l'estomac et les intestins et facilitent ainsi la respiration ; on peut encore faire prendre de la poudre de digitale, ou de l'opium, substances qui ont la propriété d'arrêter les mouvements des flancs. Mais il est assez facile de remarquer un cheval qui a été soumis à ce genre de traitement ; car il est lourd, indolent, et semble dormir sur ses membres.

POUX. — PUCES

Les poux et les puces sont des insectes suceurs attaquant toutes les espèces domestiques ; ils ont pour caractères principaux de tourmenter les animaux, de les faire maigrir, et quelquefois d'amener une diarrhée pouvant occasionner la mort.

Traitement. — Couper les poils, puis faire des frictions, avec moitié essence de térébenthine et moitié alcool ; les fortes décoctions de tabac et de staphysaigre, sont encore très-bonnes ; enfin les bains de sulfure de potasse sont employés avec succès.

Pour le mouton, où la laine ne peut pas être enlevée, on emploie la fumée de tabac ; pour cela on

prend un soufflet à long tuyau, au centre duquel est
un petit fourneau contenant du tabac allumé; de
cette manière, en soufflant, la fumée est portée où
l'on veut.

PRIAPISME

Le priapisme, chez le mâle, est un désir violent de
voir la femelle; il a pour résultat d'amener un amaigrissement considérable, de la faiblesse, ensuite un
manque de sang, et quelquefois la mort.

TRAITEMENT. — Bains froids, saignée, nourriture
rafraîchissante; faire manger dans un peu de miel de
2 à 10 grammes de camphre, suivant les animaux.

RAGE

La rage est une maladie très-redoutable, attaquant
spontanément le chien et le chat, et pouvant se communiquer par le virus rabique à tous les animaux.

CAUSES. — Les opinions émises sur la rage sont
très-nombreuses; on a dit que ce n'était qu'une
angine sur-aigüe, qui, occasionnant une vive douleur à la gorge, portait les animaux à des accès de
folie; cela est une erreur, car en ouvrant le larynx et
le pharynx (ou la gorge) dès le début de la maladie,
on trouve ces organes à peu près à l'état normal ;
cependant, il faut le dire, au fur et à mesure que la
maladie augmente, ces organes deviennent de plus
en plus rouges.

D'autres ont dit que c'était une gastrite (maladie de
l'estomac) ; c'est encore une erreur, car l'irritation
que l'on trouve dans cet organe n'est due qu'aux
corps étrangers que l'animal y a introduits pendant

les accès. On a dit que les animaux privés d'aliments ou de boissons contractaient la rage ; il résulte des expériences faites par M. Delafond, professeur à l'école d'Alfort, que des chiens et des chats enfermés pendant fort longtemps sans boire ni manger, n'ont nullement contracté la rage.

Il paraît que de toutes les prétendues causes, celles qui prédisposent le plus les chiens à devenir enragés, c'est le désir immodéré de l'accouplement. M. Delafond pense qu'elle y contribue beaucoup.

Vous voyez donc par ces différentes opinions, que la nature et le siége de cette affection ne sont malheureusement pas encore connus.

Depuis longtemps on a cherché à connaître le mois dans lequel la rage se développe le plus ; il résulte encore des observations de M. Delafond, que cette affection arrive en tout temps ; mais que c'est au printemps et à l'automne qu'on remarque un plus grand nombre de chiens hydrophobes ; comme on le voit, un chien peut tout aussi bien devenir enragé l'hiver que l'été ; il est donc toujours bon d'éviter les chiens errants et de s'abstenir surtout de les taquiner en passant près d'eux.

Nous allons maintenant passer en revue les symptômes de la rage.

SYMPTOMES. — *Chiens.* — Le chien sous le coup de la rage à un cachet particulier ; souvent, ce pauvre animal sentant en lui une maladie qui va le forcer à faire usage de ses machoires, quitte la maison de son maître pour errer dans les plaines ou pays environnants, où il mord tout ce qui se trouve sur son passage ; rarement il reste à la maison, à moins qu'il n'y soit forcé ; dans ce cas, voici ce qu'on remarque : le chien a l'air inquiet, ses yeux semblent chercher un objet qu'ils ne peuvent trouver ; des aliments ou

des boissons sont-ils à sa portée, il s'y jette avec
avidité, avale un morceau ou deux, ou lappe une gor-
gée, puis se retire (il ne faut pas s'en rapporter au public qui dit qu'un chien enragé ne boit jamais) ; mais
les symptômes qu'il ne faut jamais oublier, ce sont
les cris ; la nuit, principalement, le chien ne fait qu'a-
boyer, et cet aboiement a quelque chose de rauque,
marqué de trois oscillations de voix, dont la seconde
est traînante et fait place à une troisième qui s'arrête
tout court ; celui qui a entendu une fois ce cri ne
l'oublie plus ; si maintenant on .observe un chien
dans sa niche ou dans une écurie, il n'est jamais
tranquille ; il mord, mange les corps étrangers,
rassemble la paille en un tas et se cache dessous
pour se relever immédiatement et sauter après les
objets qu'il croit voir. A ce moment encore, si son
maître arrive et fait entendre sa voix, immédiatement
les fantômes semblent disparaître et l'animal, obéis-
sant à la parole qu'il a reconnue, vient en agitant la
queue pour caresser son maître ; mais bientôt il re-
tombe dans son état primitif après un court moment
de silence *(Journal Vétérinaire)* ; au bout de 36 à
40 heures, les machoires deviennent paralysées, l'a-
nimal ne pouvant plus avaler, une salive filante,
mousseuse, sort constamment de sa gueule ; la marche devient chancelante ; dans le train postérieur,
ce chancellement augmente rapidement, et toute la
région de derrière subit le même sort que les machoires (paralyse). La victime ne pouvant plus marcher, se débat dans des espèces de convulsions et
meurt dans un accès.

Chat. — Le chat erre dans la campagne : c'est
l'animal le plus terrible de tous ; il saute à la figure,
mord, griffe d'une telle manière , qu'il est souvent
impossible de se reconnaître.

Cheval. — On ne peut le plus souvent reconnaître qu'un cheval va devenir enragé qu'au moment du premier accès ; il cherche à mordre les animaux qui sont près de lui, même quelquefois l'homme ; l'obscurité ralentit singulièrement ses accès, tandis que la lumière produit l'effet opposé ; il devient furieux, se mord le plus souvent sous la région des flancs et s'arrache des lambeaux énormes de peau et de chair ; à cet état succède un calme profond dans lequel l'animal semble assoupi et y demeure jusqu'à ce qu'un nouvel accès vienne troubler son repos; enfin il meurt paralysé le 3e ou 4e jour.

Bœuf, Vache ou Mouton. — Le bœuf et le mouton, comme les autres animaux, cherchent à mordre; mais il est facile de voir *à priori* pourquoi la morsure de ces animaux n'est pas dangereuse; c'est en raison de l'organisation des machoires qui ne possèdent qu'une rangée de dents et ne peuvent blesser profondément.

Le bœuf donne des coups de cornes, saute presque sur tous les autres ; il gratte la terre, souffle, et meurt au bout de 3 ou 4 jours.

Le mouton se bat, disperse le troupeau, et a un désir violent de voir une femelle; enfin, il meurt paralysé du 3e au 4e jour.

Traitement. — Tous les moyens de traitement ont échoué devant cette affreuse maladie. MM. Chabert, Bourgelat, ont vanté la poudre de mouron rouge; cette poudre a fait fureur de leur temps; mais il est aujourd'hui clairement démontré que cette plante n'a aucune action efficace pour la guérison de la rage. Enfin, la racine anti-rabique de l'Abyssinie, essayée à l'École, n'a produit aucun résultat favorable ; mais s'il en est ainsi du traitement, il n'en est pas de même des moyens préservatifs. Aussitôt qu'un animal est mordu, il faut lui mettre, le plus tôt possible la partie endommagée dans un courant d'eau ; si l'eau manque, on urine dessus : cela fait, on cautérise profondément la plaie, soit avec le beurre d'antimoine, soit avec le fer rouge : de cette manière on évite toujours la rage.

RHUMATISME

CHEZ TOUS LES ANIMAUX

Il arrive assez souvent qu'un animal boite sans qu'on puisse reconnaître le siége du mal ; dans ce cas, il faut frictionner tous les jours le membre malade avec alcool 500 grammes, essence de térébenthine 100 grammes.

SANG DE RATE

CHEZ LE BOEUF ET LE MOUTON. — COUP DE SANG

Affection caractérisée par une congestion apoplectique de la rate et du tissu cellulaire sous-cutané.

CAUSES. — L'alimentation des animaux avec du trèfle, des vesces, du sainfoin, les plantes qui croissent sur un terrain sec, calcaire, argileux ou ferrugineux, prédisposent les animaux au coup de sang.

Les moutons fortement nourris l'hiver, ceux qui ramassent beaucoup d'épis de blé dans les champs qui ont été sapés, ceux enfin qui au mois de juin sont conduits dans les trèfles, les luzernes, les gesses, les vescés, etc., peuvent avoir le sang de rate.

SYMPTOMES. — Regard vif, la muqueuse de l'œil et la peau sont rouges ; bête ordinairement grasse,

flanc agité, matières excrémentielles sèches ou mo-
lasses, sanguinolentes, urine rouge ; la bête s'arrête,
lève la tête, tremble convulsivement, tombe et meurt.
Lorsque le temps est à l'orage, ou que les animaux
passent subitement du chaud au froid, la mortalité
est considérable.

TRAITEMENT. — Une fois la bête tombée, il est rare
de la sauver. Il faut supprimer les causes présumées
du sang de rate, faire une bonne saignée à tous les
animaux dont l'œil et la peau sont plus rouges qu'à
l'état normal, diminuer la nourriture ordinaire et la
remplacer par de l'herbe verte ou des betteraves avec
du son ; mettre dans les bergeries des tinettes rem-
plies d'eau, 100 litres, sulfate de soude et crême de
tartre parties égales, 500 grammes ; si malgré ces
soins, la maladie ne cède pas, il faut faire tondre les
moutons, ou changer les animaux de pays.

SEIME

On donne le nom de seime à une fente qui se produit sous différentes causes, dans la paroi du sabot.

Les seimes, suivant la position qu'elles occupent,
ont été divisées : en seime, en pince, en mamelle,
en quartier, en talon ; elles sont complètes ou incom-
plètes, profondes ou superficielles, anciennes ou
récentes, simples ou compliquées d'un kéraphyllo-
cèle.

Il est digne de remarque que les seimes en pince
et en mamelle affectent presque toujours les pieds
de derrière, tandis que les autres, au contraire, frap-
pent les pieds de devant.

CAUSES. — Les sabots minces à corne sèche, les

grandes chaleurs, les chemins cailouteux, sont autant de causes pouvant déterminer la seime.

Symptomes. — On remarque une fente droite ou brisée dans le sabot ; si cette fente va jusqu'aux parties vivantes, il y a douleur plus ou moins vive, sortie de sang ou de matière purulentènte par cette solution de continuité ; boiterie plus ou moins grande, suivant la gravité du mal.

Traitement. — Si l'animal ne boite pas, on met un bon fer avec trois forts pinçons, un en pince et les deux autres en mamelles, de manière à limiter le plus possible les mouvements de la fente ; ensuite, on place sur l'origine de la seime un petit vésicatoire, ou une petite pointe de feu. Si la boiterie existe, il faut amincir la corne jusqu'au sang, puis, panser le tout avec chanvre et goudron, ou bien barrer la seime, c'est-à-dire mettre un clou qui traverse la fente dans le milieu du sabot sans attaquer les parties vivantes ; enfin on peut encore faire trois petits trous de chaque côté de la seime, et y mettre trois agrafes destinées à cet usage, puis cautériser l'origine du mal, comme plus haut ; de cette manière, la corne repousse, et la seime disparaît avec le temps.

Il est bon aussi de mettre un bon cataplasme émollient pendant deux ou trois jours, avant de faire n'importe quel traitement, et de laisser l'animal dans un repos le plus absolu possible.

TETANOS

MAL DE CERF, DU CHEVAL ET DE LA CHÈVRE

Causes. — Affection nerveuse presque toujours mortelle, se déclarant par suite de l'exposition d'un animal à la pluie ou à un courant d'air froid ; on la remarque encore à la suite d'une opération ou d'une piqûre faite sur le trajet d'un nerf.

Symptomes. — Raideur, dureté de tout le corps, ouverture de la bouche impossible, corps clignotant apparaissant à chaque moment sur le globe de l'œil, marche embarrassée et chancelante, principalement du train de derrière, respiration difficile, appétit presque nul.

Traitement. — Faire respirer trois fois par jour pendant cinq minutes, 10 grammes éther, donner souvent à boire au cheval, à l'aide d'une seringue, une infusion tiède de bourrache.

Mort le plus souvent du cinquième au neuvième jour.

TIC

SANS USURE DES DENTS

Certains chevaux, sous l'influence d'une maladie ancienne de l'estomac ou des intestins, expulsent par la bouche des gaz souvent très-odorants. C'est ce défaut qui est connu sous le nom de tic.

Il y a deux espèces de tics, l'un avec usure des dents, l'autre sans usuré; le dernier seul est vice redhibitoire.

Symptomes. — Les symptômes qui caractérisent cette mauvaise habitude sont dans les deux cas :

1° L'expulsion de gaz avec bruit (rots);

2° La contraction des muscles de la mâchoire et du cou ;

3° La présence des dents usées ou non usées.

Le tic sans usure des dents est un des vices rédhibitoires qui porte le plus à la tromperie ; c'est ainsi, par exemple, que pendant que le vendeur termine le marché, un compère de ce dernier lime les dents du cheval afin de faire croire que le vice se présente avec usure ; il faut donc se mettre en garde contre une ruse semblable.

TOURNIS

DU MOUTON ET DU BOEUF

Le tournis est une affection occasionnée par la présence, dans le crâne, d'un ver désigné sous le nom de cœnure. Ce ver, dont le volume varie, se présente chez certains sujets sous la forme d'une ampoule bosselée, tandis qu'elle est assez bien arrondie chez d'autres.

Causes. — Le séjour des agneaux et des moutons dans les bergeries fraiches et humides, les années pluvieuses, les localités environnées de marais, d'étangs, de bois, sont les causes du tournis.

Symptomes. — Dès le début, il est difficile de découvrir la présence du cœnure dans le cerveau ; mais au fur et à mesure que les ampoules grossissent, l'animal devient de plus en plus lourd ; il reste à l'écart, mange très-lentement, et demeure à la même place sans bouger ; plus tard, les animaux décrivent un cercle dont la courbe est d'abord peu prononcée ; ce cercle se perfectionne, se racourcit, et l'animal finit par pivoter sur place jusqu'à ce qu'il tombe à terre,

Traitement préservatif. — Il faut bien se garder d'employer un bélier atteint de cette affection, et il importe de donner, dans les années humides, une bonne nourriture aux moutons.

Traitement curatif. — Le traitement curatif généralement employé aujourd'hui consiste à faire, à l'endroit où l'on sent fléchir l'os sous le doigt, une incision à la peau en forme de V, puis à l'aide d'une vrille, on fait à l'os, avec beaucoup de précaution, une ouverture assez grande pour donner passage à un tuyau de plume, cette plume est fendue en deux, et sur les côtés, on pratique de petites dents dont l'engrenage est supérieur, on essaie de saisir l'ampoule; puis on la retire de la cavité cranienne, l'animal continue de tourner encore pendant une vingtaine de jours, et ensuite il reprend son état normal.

Ce traitement, donné par M. Delafond, n'est pas toujours certain; je crois qu'il est préférable de tuer l'animal et d'en utiliser la viande.

TYPHUS CONTAGIEUX

DES BÊTES A CORNES

Peste bovine, Peste varioleuse, Peste Bos-Hongroise.

Cette affection, particulière aux bêtes à cornes, est la plus meurtrière de toutes les maladies; elle prend son origine dans les steppes méridionales de la Russie, en Podolie et en Volhynie. Là, une végétation des plus actives nourrit des troupeaux considérables de bœufs qui vivent à l'état presque sauvage. La chair en est généralement peu utilisée, si ce n'est par les contrées les plus voisines. La peau seule est recherchée.

Causes. — Le typhus apparaît, sous l'influence des fatigues et des privations, dans les convois qui suivent les armées, ou dans ceux qui approvisionnent les contrées voisines.

La première apparition du typhus remonte à

1709. Il se déclara en France en 1714 ; il y dura jusqu'en 1717 et emporta 600,000 animaux. En 1740, pendant la guerre de sept ans, à la levée du siége de Prague, les bœufs français, ayant communiqué avec les bœufs podoliens, apportèrent la maladie en Alsace, en Lorraine, en Flandre, et ensuite dans toute la France ; le typhus y régna dix ans ; enfin, en 1814, 1815, 1816, les armées coalisées entrèrent en France par les provinces de l'Est, et depuis le Rhin jusqu'à Paris, tout fut envahi par le typhus ; en 1855, il régna en Crimée, et en 1865, 1866, 1867, il tua une quantité prodigieuse de bêtes à cornes en Angleterre, en Belgique et en Hollande.

Symptomes. — Au début, les animaux sont tristes, accablés, ils font entendre un grincement de dents ; souvent des contractions involontaires de l'encolure font exécuter à la tête et au cou des mouvements d'élévation et d'abaissement, quelquefois même des mouvements latéraux : appétit nul, peau tantôt chaude et tantôt froide, écartement des membres antérieurs, soif ardente, urine parfois sanguinolente, respiration plaintive, tremblement général, toux petite, sèche et quinteuse, yeux brillants, pouls plein et fort, constipation ordinairement jusqu'au quatrième jour. Trois jours plus tard, les symptômes sont plus apparents ; la toux est plus fréquente, il y a un jetage blanchâtre d'abord, puis sanguinolent ; ensuite, les yeux sont larmoyants, la colonne vertébrale très-sensible à la pression, des bulles d'air se forment sous la peau ; vers le soir, les animaux éprouvent des redoublements tels, qu'on croit à chaque instant que les malades vont mourir ; un mieux très-sensible apparaît vers le commencement du jour, mais ne continue pas et l'état devient plus alarmant quelques heures après. Enfin le quatrième jour la constipation fait place à une diarrhée, liquide d'abord, muqueuse ensuite, et dyssentérique infecte, glaireuse à la fin ; sueurs froides puantes, yeux enfoncés, muqueuse du rectum (anus), renversée, rouge, livide bave fétide ; écoulement par les naseaux d'une mucosité rouillée d'une odeur très-désagréable ; les animaux peuvent à peine se soutenir debout, les forces sont épuisées, les malades tombent à terre, se débattent et meurent dans les convulsions.

Le typhus dure de cinq à six jours, les animaux meurent ordinairement le septième.

TRAITEMENT. — 1° Il ne faut employer, ni les purgatifs, ni les vomitifs, ni la saignée, ni les sétons, car ils sont toujours dangereux ;

2° Il faut tenir les animaux chaudement et leur faire un bon pansage à la main.

Le 1er jour, on fera boire avec précaution au malade 6 litres d'eau d'orge avec 60 grammes crème de tartre saluble ; lavements à l'eau de son.

Le 2e jour, on donnera 40 grammes d'acétate d'ammoniaque dans 6 litres d'eau de graines de lin et de petit lait mélangés.

Le 3e jour, 80 grammes acétate d'ammoniaque dans 6 litres d'eau, contenant 30 grammes extrait de gentiane et autant d'extrait de genièvre.

Le 5e et le 6e jour, même traitement.

Pendant la convalescence, qui est toujours très-longue, il faut prendre énormément de précautions: on ne donnera que des bouillons de viande d'abord, puis des panades très-claires ; ensuite on ajoute à ces panades un peu de vin, et on augmente graduellement tous les jours ; si on déroge à cette manière de traiter les malades, on est toujours certain de les voir succomber à une météorisation.

VERS

MALADIES VERMINEUSES

Les vers que l'on rencontre dans le canal intesti-
nal des animaux sont : 1° l'ascaride ; 2° l'oxyure ;
3° et le tænia ou ver solitaire.

Le strongle habite les reins (rognons).

La douve ou distome réside dans le foie.

Le cœnure vit dans le cerveau et produit le tournis.

La filaire existe dans le tissus cellulaire.

Le cysticerque occupe les parties séreuses et produit la ladrerie chez le porc.

Enfin, la trichine est un très-petit vers tordu en
spirale et enkysté ; il se développe dans l'intestin du
porc et du chien et se propage avec une très-grande
rapidité (3 à 5 jours). Une fois les sujets complets,
ils traversent les intestins, vont se loger dans les
cavités séreuses d'abord, puis dans toute la trame
musculaire ensuite ; c'est en mangeant du porc presque cru, ou existent de semblables vers, que l'homme peut être atteint de cette affection si redoutable.

Causes. — Une alimentation de mauvaise nature,
les écuries froides et humides, les mauvais pâturages, les boissons impures, sont les causes ordinaires
du développement des vers dans les intestins des
animaux ; une fois un certain nombre d'entozoaires
établis, ils s'accouplent et se propagent jusqu'à ce
que l'animal, épuisé par les vers, meurt de faiblesse.

Symptomes. — *Cheval.* — Il est facile de reconnaître la présence des vers dans les intestins du cheval,
de l'âne et du mulet : le dedans des yeux, de la
bouche, du nez est pâle, les animaux sont maigres ;
ils ont souvent de petites coliques qu'ils accusent

par un piétinement des membres antérieurs ; presque toujours les animaux se frottent le bout du nez ou la queue contre les corps environnants, ils mangent beaucoup, ils suent au moindre travail ; enfin, il est rare que l'on ne remarque pas un ou plusieurs vers dans les crottins.

Bœuf et mouton. — Il est plus difficile de reconnaître leur présence dans les intestins du bœuf et du mouton, attendu qu'ils peuvent présenter une partie des symptômes remarqués chez le cheval, sans que pour cela il y ait des vers ; cependant si un bœuf ou un mouton a un appétit vorace, s'il mange de la terre, du bois, du cuir, on peut être presque certain qu'il a des vers.

Chien. — L'appétit est dépravé, les matières excrémentielles sont souvent liquides, les animaux se plaignent la nuit ou ils aboient ; ils ont de petites coliques, et rendent des portions de vers dans des matières bilieuses.

Traitement. — Les médicaments que l'on emploie ordinairement pour tuer ou engourdir les vers sont : l'essence de térébenthine, le protochlorure de mercure, l'éther sulfurique, et la suie de cheminée.

Avant d'employer une de ces substances, l'animal sera préparé par un jour de diète.

L'essence de térébenthine se donne à la dose de 16 à 60 grammes pour le cheval, l'âne et le mulet, de 16 à 30 grammes pour le bœuf et la vache, et de 2, 4, 8 et même 10 grammes, suivant la grandeur, au chien et au mouton ; on délaie l'essence avec un jaune d'œuf, on ajoute ce mélange à une bouteille d'eau de guimauve ou de graines de lin, puis on fait boire en deux fois, à une heure d'intervalle.

Il est bon de prendre quelques précautions lorsqu'on fait boire ce liquide aux animaux, car l'introduction de l'essence dans les voies respiratoires pourrait produire l'asphyxie de l'animal.

L'éther se donne en deux fois dans une bouteille d'eau à la dose de 16 à 32 grammes pour le cheval et le bœuf, et de 2 à 8 grammes pour le chien et le mouton.

On fait bouillir un grand verre de suie de cheminée dans 2 litres d'eau, et on les administre comme les autres en deux fois à une heure d'intervalle.

Il est encore très-recommandé de donner un purgatif six ou sept heures après le vermifuge pris ; on y parvient en administrant 150 grammes de sulfate de soude dans une bouteille d'eau pour le cheval et le bœuf, et de 25 à 50 grammes pour le chien et le mouton dans un verre du même liquide.

VERTIGE. — VERTIGO

INDIGESTION VERTIGINEUSE DE GILBERT

Maladie à marche rapide, caractérisée par des phénomènes cérébraux très-fréquents, pouvant occasionner dans un court délai la mort de l'animal.

Le vertige apparaît principalement aux mois d'août et septembre, quelquefois en hiver, rarement au printemps, presque jamais aux mois de mai et juin.

CAUSES. — L'avoine nouvelle, les sainfoins, les luzernes, les trèfles poudreux, moisis, rouillés ou nouvellement récoltés, sont les causes présumées du vertige abdominal.

SYMPTOMES. — 15 à 30 heures avant que la maladie apparaisse, les animaux refusent de manger l'avoine, tandis qu'ils appètent très-bien la paille et le foin. Les pupilles sont dilatées ou fortement contractées, les conjonctives sont rouges ou jaunâtres, la marche est vacillante, il y a une assez grande difficulté dans les mouvements de la mâchoire. Plus tard, l'animal tient la tête basse, son front est fortement appuyé contre le mur de face, et il recule avec une grande difficulté.

Bientôt les animaux ont des accès de vertige, principalement quand ils sont placés dans des écuries bien éclairées ; ces accès s'annoncent par des mouvements remarquables : le malade s'approche brusquement du ratelier, gratte le sol avec ses membres de devant, et s'arrête tout à coup, puis presque aussitôt on remarque des contractions spasmodiques dans les muscles de l'encolure et du ventre, l'animal se frappe violemment la tête contre le mur, quelquefois il se tue.

Les accès ont une durée de 10 à 25 minutes; souvent le malade succombe du 1er au 4e jour.

TRAITEMENT. — Faire avaler une pilule composée de 25 grammes émétique, 25 grammes poudre de gomme et 30 grammes de miel ; on peut remplacer les 25 grammes émétique par 20 gouttes d'huile de croton tiglium ; il est très-bon encore de passer 4 lavements à l'eau de guimauve par jour.

VICES RÉDHIBITOIRES

Loi concernant les vices rédhibitoires dans les ventes et échanges d'animaux domestiques.

(Insérée au n° 571 du *Bulletin des Lois*, le 26 mai 1838.)

Au palais des Tuileries, le 20 mai 1838.

LOUIS-PHILIPPE, etc.

ARTICLE PREMIER. Sont réputés vices rédhibitoires, et donneront seuls ouverture à l'action résultant de l'art. 1641 du Code civil, dans les ventes ou échanges des animaux domestiques ci-dessous dénommés, sans distinction des localités où les ventes et échanges auront eu lieu, les maladies ou défauts ci-après, savoir :

POUR LE CHEVAL, L'ANE ET LE MULET

La fluxion périodique des yeux,
L'épilepsie ou le mal caduc,
La morve,
Le farcin,
Les maladies anciennes de poitrine ou vieilles courbatures,
L'immobilité,
La pousse,
Le cornage chronique,
Le tic sans usure des dents,
Les hernies inguinales intermittentes,
La boiterie intermittente pour cause de vieux mal,
La méchanceté et la rétivité.

POUR L'ESPÈCE BOVINE

La phthisie pulmonaire ou pommelière,
L'épilepsie ou mal caduc,
Les suites de la non-délivrance,
Le reversement du vagin ou de l'utérus.

après le part chez le vendeur.

POUR L'ESPÈCE OVINE

La clavelée : cette maladie, reconnue chez un seul animal, entraînera la rédhibition de tout le troupeau.

La rédhibition n'aura lieu que si le troupeau porte la marque du vendeur.

Le sang de rate : cette maladie n'entraînera la rédhibition du troupeau qu'autant que, dans le délai de la garantie, sa perte constatée s'élèvera au quinzième au moins des animaux achetés.

Dans ce dernier cas', la rédhibition n'aura lieu également que si le troupeau porte la marque du vendeur.

Art. 2. L'action en réduction du prix, autorisée par l'art. 1644 du Code civil, ne pourra être exercée dans les ventes et échanges d'animaux énoncés en l'art. 1er ci-dessus.

Art. 3. Le délai pour intenter l'action rédhibitoire sera, non compris le jour fixé pour la livraison,

De trente jours pour le cas de fluxion périodique des yeux et d'épilepsie ou mal caduc ;

De neuf jours pour tous les autres cas.

Art. 4. Si la livraison de l'animal a été effectuée ou s'il a été conduit, dans les délais ci-dessus, hors du lieu du domicile du vendeur, les délais seront augmentés d'un jour par cinq myriamètres de distance du domicile du vendeur au lieu où l'animal se trouve.

Art. 5. Dans tous les cas, l'acheteur, à peine d'ètre non-recevable, sera tenu de provoquer, dans les délais de l'art. 3, la nomination d'experts chargés de dresser procès-verbal ; la requête sera présentée au juge de paix du lieu où se trouvera l'animal.

Ce juge nommera immédiatement, suivant l'exigence des cas, un ou trois experts, qui devront opérer dans le plus bref délai.

Art. 6. La demande sera dispensée du préliminaire de conciliation, et l'affaire instruite et jugée comme matière sommaire.

Art. 7. Si, pendant la durée des délais fixés par l'art. 3, l'animal vient à périr, le vendeur ne sera pas tenu de la garantie, à moins que l'acheteur ne prouve que la perte de l'animal provient de l'une des maladies spécifiées dans l'art. 1er.

Art. 8. Le vendeur sera dispensé de la garantie résultant de la morve et du farcin pour le cheval, l'âne et le mulet, et de la clavelée pour l'espèce ovine, s'il prouve que l'animal, depuis la livraison, a été mis en contact avec des animaux atteints de ces maladies.

TABLE DES MATIÈRES

FIN DE LA TABLE

Épernay. — Imprimerie Noël-Boucart.